讓傷痕說話

一位精神科醫師遇見的那些彩虹人生

徐志雲 著

自序

期待這門診不被需要的那一天

我開設同志諮詢門診的目的，就是希望有一天，再也不需要這個門診。

精神醫學一直是個邊界瀰漫的學門，雖然是以醫療和疾病作為出發點，卻幾乎不可能只看疾病，更多的時間踩踏在因疾病而蔓延的生活困境，或是因生活困境所蔓延而生的疾病。

同志議題在精神醫學當中更顯曲折，同性戀和跨性別在精神醫學中都走過疾病化與去病化的歷史，理應和精神科一刀兩斷。但是現實世界如此顛簸，即便我們都很清楚，同志只是正常人的一種，同志依然背負著眾多的歧視與汙名，因此不論是否罹患精神疾病，都可能在某些時刻與精神醫療交會。

我從大學開始加入台灣同志諮詢熱線協會當義工，進入機關學校演講同志議題，也不知天高地厚地帶領同志的父母親友支持團體，這一切成為我後來變成精神科醫師的重要養分。

雖然目前在台灣，已有包括台灣同志諮詢熱線協會在內的許多民間組織長期關注同志議題，提供第一線的服務，公部門也越來越願意挹注人力與經費，朝向更友善的社會邁進；但我們都很清楚，廣大的同志族群長期以來被忽視，需要各種不同層面的資源協助。因此，我在台大醫院精神醫學部開立了專門的「同志諮詢門診」，提供各種多元性別、性傾向、性少數族群與其親友的諮詢，以結合第一線的醫療支援與轉介。

這本書是這些年來在同志諮詢門診當中的點滴集結，其中笑淚交織，但更多的是關係的緊繃與情感的拉扯。在醫學上，身體的傷需要發炎反應，才能抵抗病菌、癒合傷口。心理的傷也需要發言，讓傷痕能夠為自己說話，讓失語者的心靈得以痊癒。

為了保護個案隱私，故事中個人化的資料已做了大幅度的更動，名字皆為化名。有些故事經由當事人的同意保留大部分的原汁原味，也有某些故事的情節做了相當的修改與裁剪，或將多人故事融合，因此某個人的背景可能進展為另一人的結局。

在改編過程中，我也曾擔心是否有失真之虞，不斷反覆斟酌，盡力契合我所看到的真實情境與文化。但可以保證的是，書中呈現出來的故事情節絕不會比真實事件更誇張，畢竟人生的光怪陸離經常超乎想像。有些當事人的情況曾出現在新聞事件，因此不便放入書中，也有些因為情節獨特，有被辨識出來的可能性，最終決定不要寫出。這些生命故事，就成為我跟個案之間的珍藏，也不需為外人道了。

要特別提醒讀者的是，會來到精神科門診就診的個案，平均來說比一般的同志族群遭遇更困苦的經歷，或許會讓讀者在看完這些故事後，有「同志怎麼都過得這麼悲慘」的錯覺，這當然不是所有同志的樣貌。

這些故事書寫的初衷，是希望讓不同生活經驗的人都有機會更貼近彼此，畢竟醫療場域經常只能影響片面的人生，但人生的更多時刻是在家庭、學校、職場、社會，還有存在與意義之中遊歷。若我們對不同族群的認識多一些，彼此的傷害就能少一點。當同志再也不會因為性傾向、性別認同或性別氣質而受苦，門診自然就不再被需要。

同志諮詢門診能夠成立，要感謝台大醫院精神醫學部的師長與同事們。當初我提議設立這樣的門診，大家都知道絕對不符成本考量，卻得到所有師長第一時間的支持，分外感念；門診護理師們知道我的門診都會看到一整天，總是細心幫我準備咖啡與點心補充熱量，拯救一個低血糖的醫師不至於暴走。也要感謝金門醫院的上級與同儕們，偏鄉醫療和同志權益都是非常值得投注與奉獻的志業，你們的包容，讓我有機會貪心兼顧。

本書能夠付梓，要感謝作家李屏瑤的介紹與賞識，以及遠流出版公司願意關注同志與性別議題，謝謝主編林孜懃與總編王明雪的建議與規劃，也要感謝企劃珮如各種充滿創意、文攻武嚇、軟硬兼施、天羅地網的催稿方式，堪稱作者的馴獸師，而我也的確需要這樣的鞭策（附帶一提，千萬不要加企劃的ＦＢ或ＩＧ，這根本是自投羅網的行徑）。還要謝謝好幾位願意幫我看稿子、給意見，以及幫我推薦書的先進和好友，讓這本書得到灌頂與加持。

最後，要感謝的是門診的個案們，你們願意將赤裸裸的人生敞開在診間，是給予我這個精神科醫師最大的特權，也請讓我對你們致上深切的謝意。

目錄

讀後／真摯推薦

01 ╱

同志與他們的父母們

那些未曾被凝視、被處理的裂痕，

終於找到碎裂的軌跡，徹底崩裂，

讓薄冰上的一家人，不得不面對家庭的眞相。

這個門診，終究不是爲了治療誰，

只不過是爲了讓彼此，多一點點溫度。

這些家庭故事的開頭，常是這樣的：

「我這個兒子從小就很乖、很聽話，成績也很好，可是不知道為什麼，去台北念大學之後就很少跟家裡聯絡。我問他有沒有交女朋友，他都說有啦，但是從來沒有帶回來給我們看過。結果……結果上個禮拜他回家，他姊姊在他電腦裡看到他跟別人在傳那個LINE，才知道他是跟其他男生……」

「他高中的時候就跟我說他喜歡男生了，那時候我還不覺得怎麼樣，想說長大他就會想通了改回來，結果他越來越誇張。後來開始留長頭髮，還化妝，我跟他說這樣要是給親戚朋友看到，別人會怎麼說閒話？後來他乾脆過年都不回家了，我都不知道他到底跑去哪裡玩？現在他竟然跟我說要變性！」

「我女兒從國中就不喜歡再留長頭髮了，我跟她說頭髮那麼短，一點女孩樣都沒有，她跟我說這樣在女校才受歡迎。我以為她只是開玩笑的、說說而已，沒想到她現在真的帶回來一個女生，說要跟她結婚，還要跟她生小孩！兩個女生是要怎麼生小孩？」

「他之前就常帶那個『朋友』來我們家，我們想說兒子的好朋友，當然要好好招待，只是真的太常來了。我小姑他們住在我們社區樓下，她就說這樣『不太正常』，我那天終於忍不住問他那個『朋友』到底跟他是什麼關係，沒想到他忽然大發雷霆，說那是他的『男朋友』。我不知道他為什麼要發這麼大的脾氣，還去學人家交什麼男朋友。」

常見的組合是這樣的：一個二、三十歲的同志，略微不耐地走進診間，後面跟著一對五、六十歲的父母，當然有時候只會出現單親，不時還會跟著同志的兄弟姊妹，甚至也有阿姨、阿嬤一同前來的。

進到診間後，總有數十秒的沉默與尷尬，同志的父母不知該如何啟齒，同志本身則露出一副「你問他們啊」的不耐氣息。

「醫生你能不能治好他／她……？」即使在這個年代，最常見的型態，仍是懷抱著「改變孩子性傾向」的期待而來的父母。

「我找過別的精神科醫師，他們都跟我說，同性戀不用治療，要治療的應該是爸爸媽媽。為什麼是我們要治療？同性戀才不正常啊！」

「教會裡的弟兄叫我要帶他去給牧師開導開導，我兒子說什麼都不願意，牧師說要幫他禱告，主的大愛會幫助他恢復正常。我每天都幫他禱告，可是他越來越生氣，一直對我發脾氣。這孩子到底怎麼了？是不是被人帶壞了？」

「我帶她到好幾個廟裡去拜拜，屏東那邊有人家說很靈驗的宮廟，我們花了很多錢才拜託到師父幫我們問神明，結果師父說，你這個女兒天生就注定應該是男兒身，改不掉的！怎麼會這樣說？醫生你說，神明怎麼會這樣說？」

「我花了五萬元讓她去上心靈成長課程，那個女老師跟我說保證會好。她上了好幾天，後來老師叫她摸老師的身體，問她有沒有感覺？她說沒有，老師跟我說，她好了！她不再是同性戀了。我很開心，結果她回來之後就不跟我講話，你說她是怎麼了？」

如果平常在網路上看到這些言論，我定然啼笑皆非，但真實的家庭出現在我面前，啼笑皆非無法改善父母的焦慮，也無法改變僵持的親子關係。緊接在父母疑慮之後的，往往是子女的憤慨。

「我跟他們講過很多次，我從國小就喜歡男生了，他們都說國小那個哪是真的，不就兩個小男生在玩，我說我到大學、到現在工作，喜歡的都是男生，他們就還是假裝沒聽到。醫生你知道嗎？他們竟然可以這樣假裝沒聽到欸?!」

「他們一直叫我唸聖經，叫我看索多瑪城是怎麼毀滅的，他們說當同性戀會下地獄，說我就是因為信仰薄弱才會被撒旦誘拐，變成同性戀。醫生，你救救我媽好不好？她信教信到腦袋壞掉了啦！」

「好啊！你們問醫生啊！看是要打針、吃藥，還是開刀，如果醫生說可以這樣治療的話，那就來啊！反正你們不怕毒死我嘛！就來治療嘛！」

「上心靈成長課程是在浪費什麼錢啊！那個老師是五十多歲的大媽，我當然不會愛上她啊，不管是她上課前還是上課後，我·都·不·可·能·愛·上·她！」

短兵相接。

憤怒，常常不只一方，身為同志，子女也有各式樣貌。有人在父母的不諒解之中遍體鱗傷，有人死命逃離，有人以憤怒之姿反擊，希望藉醫師之口讓父母啞口無言，也有人一語不發，用沉默作為抗議，用疏離作為報復。

親子間的關係，在診間中洋洋灑灑地開展。同志的議題，只是家庭的縮影、矛盾的催化劑。

✢ ✢ ✢

苦苦栽培兒子拿到博士的媽媽說：「我是個很開明的媽媽，我不是個控制慾的媽媽，很多人都跟我講，人生的功課就交給自己孩子處理，可是要是孩子字寫歪了，我能不扶著他的手重新寫嗎？」

已經三十歲、百萬年薪的兒子說：「就算我是同性戀，我還是可以很愛你啊。」

「你愛我的前提就是傷了我，你要是愛我就要改變！」媽媽說。

「我也嘗試過很多次，但沒辦法，我喜歡的就是男生。」

「一次抗拒不成功，再抗拒啊！一次失敗不算什麼，你要走對人生該走的路！你有『這個問題』存在，人生就是功虧一簣！」

另一個男同志的父親是上校退伍，對於兒子的陰柔氣質非常憤怒。「他就是沒跟女人上過床，才會這麼沒用！我應該找個妓女跟他上床，讓他知道女人的好。」

他眼中陰柔的兒子，卻無比地犀利。「像你一樣知道女人的好嗎？好到一個接一個，好到被媽媽捉姦在床！那你要不要去找幾個男人來上床一下，知道一下男人的好，才不會一直沉迷女色？」

也有父母間的相互指責：「醫生，這個是不是跟基因有關係？她爸爸那邊也有一個堂姊是那種……那種跟女生同居的，這種病是不是會遺傳？」

「她是因為你懷孕的時候一直說想要兒子、想要兒子，現在才會變成這種男不男、女不女的樣子！我那時候就叫你不可以吃感冒藥，看看你吃了多久，才會生出這種來！」

夫妻間的怨懟、對於雙方家族的不滿、對於彼此關係的衝突，多年以來亟需箭靶互相指責，這時，孩子出櫃成為久候的代罪羔羊，累積已久的夙怨成為疾風，倚著這個同志孩子，婆娑而上。

我常感受到，同志議題不過是一個觸發點，一個萬花筒的鏡片，將平常沉澱的家庭問題翻擾而出，那些未曾被凝視、被處理的裂痕，終於找到碎裂的軌跡，徹底崩裂，讓薄冰上的一家人，不得不面對家庭的真相。

更多的時候，父母親其實隱隱知悉孩子不可能改變，但總在言語中拉扯出自身的期待，然而，這些期待聽在同志的耳中，卻又如此刺痛。父母複製了社會對於同志的歧視，將歧視化作愛的話語，用更貼身的方式刺入孩子的身體裡。

刀刀見血。

這一個個嗷嗷待哺的傷口，既飢餓又長著獠牙、互相啃食的父母子女，卻未曾發現自己看似無心的描述，句句都在傷害對方。

於是，在診間中，我花最多時間做的事情，並非告訴他們關於同志的醫學知識，而是製造一個空間，讓這麼綿密又尖銳的親子對話讓開一些位置，緩下每個人亟欲吐訴的苦水，讓他們打開耳朵，聽聽對方說話。

「爸爸以前的人生中，有沒有認識過同性戀？」我問上校退役的父親。

「我們那個年代哪有這種東西？這都是現在才有人在亂搞這種……」還沒說完，旁邊的兒子就白了爸爸一眼。

「你不要急著白眼，爸爸說的是事實，他們那個年代確實沒有看過。」我對這位男同志說：「你現在每天上網都可以看到同志的資訊，參加屬於同志的活動，打開手機就有 gay app 可以滑，同性戀對你來說就是真實生活，每天都活生生地出現在周圍。但是你爸爸真的不認識同性戀，你爸爸也不是故意要說同性戀是在『亂搞』，是因為他聽過的同性戀，都是以前新聞會報的那種……」

我看看爸爸，「吸毒的、情殺的、賣淫的、自殺的……對不對？」

爸爸點頭，這就是他過去會「聽到」的同性戀樣貌。

「因為這些才會上新聞，活得好好的、不吸毒的、不殺人的、不自殺的、做普通工作的同性戀很多很多，但是這些人不會上媒體啊，所以爸爸對同性戀有這些印象是理所當然的。」

這些話，不只是說給爸爸聽、也是要說給同志本人聽。

「也因為這樣，我們容易有偏見，認為全部的同志都是長這個樣子。」

爸爸忽然點頭如搗蒜。

「所以也要提醒爸爸的是，你印象中的同志，跟他印象中的同志，是完全不一樣的。當你講出同志如何如何的時候，自然會露出反感的表情，用比較難聽的語氣，所以每次講出來的話，孩子一定聽不下去。」

「我每次才剛開始要講，他就生氣，就跑出門！」爸爸依然憤憤難平。

「因為在他聽起來，這些都是偏見，是羞辱，更重要的是，當你在罵別的同性戀時，他會覺得，你罵的就是他自己。」我順勢對著兒子說：「但是，反過來講，你有跟你爸爸說過，你身邊的同志，一般生活中是在做什麼事嗎？」

「當然沒有啊！怎麼可能講？他哪聽得進去？」兒子抱怨。

「你爸爸需要靠你，才有可能知道同志其實就是平常人。不然你覺得爸爸自己從新聞看到的會比較好嗎？」我繼續引導，「我知道一開始，爸爸一定聽不下去，但是今天必須給你一個功課：每個禮拜跟爸爸說一個同志朋友的故事，說什麼都好，像是一個朋友在當設計師，常常熬夜趕稿，跟他的BF三不五時吵架；或者另一個朋友在念大學，不敢跟家裡出櫃，臉書得開兩個帳號，一個圈內、一個圈外；又或者有一個朋友當老師，常常被介紹相親，但實際上已經有交往十多年的男友……我相信你身邊有很多『普通同志』的生活故事，只是這些活生生的例子，爸爸都沒機會知道。」

同樣地，這些不只說給兒子聽，也說給爸爸聽。爸爸不是不想了解，只是在我們的文化背景中，父子之間，連想要理解對方，都嫌藉口太少，以致於裹足不前。

所以，我也只能擅用診間中的小小特權，給他們彼此之間一個藉口。醫生交代的功課，兒子勉強照辦，爸爸勉強得聽，這成為一個契機。如果他們還願意多一點好奇心，這些契機，就足夠讓他們多去了解對方，勝過過去的盲目迴避。

✢ ✢ ✢

許多父母會問我，為什麼他們到了孩子三十多歲才知道事實，孩子為什麼不早點說？

我常告訴他們，喜歡某個人卻不能讓別人知道，其實是一種很大的折磨。所以，同志孩子常常都想講，早就想講，用各式各樣的方式在述說。

然而有的同志從小看到電視播出同性戀的新聞時，父母面露嫌惡、口說噁心；有的同志曾經試穿不符合社會期待的衣服，做出跨越性別的裝扮，被父母斥為變態；也有的同志一點一滴試探父母對同志的觀感，得到的答案卻是：「你不要去學那種不三不四的東西！好好念書！」

對於異性戀，或是順性別[1]來說，講出自己的性傾向、自己的性別認同，是這麼自然而然的事，自然到不需要思考，甚至根本不用贅述，因此更難體會同志對於「出櫃」的吞吞吐吐、猶豫不決。也因為這樣，有些父母看不出孩子的暗示，有些父母無法察覺孩子的苦悶，更常見的是，即使孩子多次旁敲側擊，父母依然視而不見，或者迴避討論這件事。

「那他們為什麼不明講呢？」爸媽會問。

「因為他很清楚，這個社會對於同志並不友善；他也不確定，爸媽是否會因為他是同志而不再愛他了。於是，當他從種種線索當中，發現爸媽對於同志是厭惡的、是嫌棄的、是避之唯恐不及的，他就會默默關上心裡那扇門，等到父母親驚覺孩子漸行漸遠，這時候，再怎麼呼喊，門也不會打開了。」

這個封閉的過程，往往是在青少年時期成形，青少年的心如此易感，又如此執拗，那是一段認識這個世界的黃金歲月，也可能從此和世界分道揚鑣。

親子的互動與理解，是一篇孩子與爸媽共寫的作文，不是選擇是非的考試卷，也沒有正確解答。有心列出標準答案的父母，往往鎩羽而歸。這篇作文，親子連番接力，孩子寫一段、父母寫一段，孩子填上的隻字片語也許幼稚衝動、天馬行空，更或者超乎父母的人生經驗，被視為離經叛道，但如果父母化身改錯字的嚴格教師，要求孩子寫出和自己一樣的價值觀、一樣工整的筆畫，那麼作文紙就會成為華麗的訃文。父母也許深深欣慰孩子寫出美滿的「標準答案」，但孩子眼中的作文紙，盡是「謊言」兩字而已。

生者訃文，不過如此。

在同志諮詢門診裡最常看到的，就是「同志」兩字在整張作文中被打叉，然後文字漸漸失去蹤影。當同志喪失發語權，人，也失去了蹤影。

「爸爸媽媽錯過了你好多年的人生，你願意給他們一點機會，稍微知道你這幾年發生了什麼事嗎？」這是我常對同志所講的話。

註1——順性別（cis-gender）是對應於跨性別（trans-gender）的用詞，指「性別認同與展現性別的行為」符合其生理性別（或出生時被認定之性別）的人。

許多同志都埋藏了好多青春歲月，那些只有自己知道、無人能夠分享的感情，那些可能甜蜜、可能失落、可能單戀、可能受傷的心情，爸媽經常都是錯過。

失落的人生，斷斷片片，你還願意跟他們分享嗎？

「我覺得我自己現在的生活完全是ＯＫ的，我大可不用跟他們談這些。」

「我才不期待他們能懂，他們要歧視就去歧視、要覺得丟臉就覺得丟臉吧，都與我無關。」

「他們不支持我，我為什麼要跟他們溝通，沒有意義嘛！」

「反正這麼多年我都自己走過來了，出不出櫃對我來說其實不重要。今天被他們發現，他們叫我來看醫生，我就來吧。反正我知道同性戀不是病，醫生不會叫我治療，至於醫生能不能治好我爸媽的恐同症，我也無所謂啦……」

說真的，我看過的決絕，多是孩子強於父母。

再怎麼強勢的父母，想要用斷絕金錢、威脅利誘、限制軟禁，甚至抓去給「宣稱能夠治療改變同性戀」的人荼毒，最終都會兩敗俱傷。就算這都是為了愛，但這一切，都只是讓孩子失去愛。

失去愛人的能力，孩子的決絕，就會是最強烈的報復。

對許多同志來說，他們的身上曾烙下斑斑過往傷痕，然而，對他們的父母親來說，剛出櫃的孩子，正以新的面貌重新出現在自己眼前。許多父母徬徨失措，因為他們真的不知該如何面對這個應該熟悉、卻無比陌生的孩子。在「同志的資歷」上，孩子早就已經走得很遠很遠，留下乾著急的父母親，面臨生命中最強烈的衝擊，又得補足這未知的一切訊息，還必須在親子矛盾之中鏖戰。

我常問同志本人：「你當初花了多少時間接受自己？幾天？幾個月？還是幾年？」然後，我也希望同志能夠稍微同情一下自己的父母：「他們比你更缺乏資源，你有網路，有朋友，有這個慢慢變得友善的環境，但他們沒有，他們要面對的是老一輩的親友，還有更沉重的人生包袱。雖然他們可能很不懂你，但，你願意花一樣多的時間給你父母，讓他們慢慢理解你嗎？」

這個門診，終究不是為了治療誰，只不過是為了讓彼此，多一點點溫度。

你，願意給父母一樣多的時間，讓他們補足這段歲月嗎？

❖ 櫃父母

同志告知別人自己的同志身分，稱為「出櫃」（come out），亦即從隱瞞身分的櫃子當中走出來（come out of the closet）。但在過往的社會氣氛之下，同志向自己的父母出櫃後，大部分父母可能都感到不知所措，也不敢讓別人知道自己有個孩子是同志，因此常有「同志出櫃，父母入櫃」的說法，象徵同志的父母親被迫走入衣櫃，反而成為帶著祕密不敢說的人。

早年台灣同志諮詢熱線協會開始舉辦同志親友的支持團體，便以「櫃父母下午茶」作為同志父母親聚會的代稱，「櫃父母」遂成為同志社群當中常見的名詞。

02 ╱

一個家庭，兩個衣櫃

沒有人能夠知道什麼是最好的時機，
但是人生就是這樣，做與不做都有可能後悔，
誰能幫別人代為決定？

只是家人當前，有幾個人能好好地把話說清楚？

小艾這次走進診間的時候，一樣開朗又帶著無奈。

我想他平常應是個陽光少年，短髮俐落，骨碌碌的眼珠，正在念碩士班，意氣風發。只是，他不喜歡自己身分證上那個「女性」字樣，他討厭自己的乳房、討厭月經、討厭長髮、討厭裙子、討厭被叫妹妹、討厭參加「女排」、討厭親戚一直問他：「穿這麼男生，怎麼交得到男朋友？」

他是ＦＴＭ（female to male），女跨男的跨性別者。白話來說，就是出生的時候是女生的身體，但是他從小就覺得自己應該是男生才對。

他很開心地跟我說，經過了很久的思考，他終於在ＩＧ上「出櫃」了。

我問他是怎麼出櫃的呢？他害羞地說：「就是……po了一張男裝的照片，告訴大家不可以再叫我學妹、小姐、美眉，因為我就是男的！」我問他可不可以讓我看ＩＧ的內容，他大方地說好。

我問他：「那你怎麼確保大家都看到了你的宣示？」

「我去看誰按了讚啊！」他說。

對他而言，這真的是非常非常重要的一步，他如此認真地審視ＩＧ上出櫃的成效。

「上次跟你說，可以邀請家人一起來跟我談談，你有跟他們提嗎？」我問。

「有啊，今天媽媽跟哥哥都來了。」他打開診間門，呼喚媽媽和哥哥進來。

媽媽和哥哥有禮而拘謹。我請小艾向他們說明一下什麼時候開始來看診、有什麼計畫。媽媽眉宇深鎖，對小艾說：「你不要預設立場，要看醫生判斷，不要以為自己真的想當男生。」

小艾笑著說：「那你也不要預設立場。」

媽媽開始問我，小艾才二十四歲，是不是根本還不清楚自己想當男生還是女生？

我就算知道這是個充滿預設立場的問題，也只能先用醫學證據來回答。事實上，「性別不安」在青春期之後幾乎就是底定的。

「而且，一個人心理上認同哪一種性別，是非常個人化、真實的感受，並不是由醫生代為決定，醫生只是在醫療過程中提供安全的協助而已。」我說。

「可是我年輕的時候也想過要當男生，但這不代表真的想當男生啊！」媽媽說。

「媽媽，你那時候想要當男生，有因此去找過醫生嗎？」我說。

「沒有啊。」

「嗯，這就是強度上的差別了。」

儘管我是希望媽媽能同理看待小艾的處境多麼不同，但我也擔心，媽媽只感到辯論上的受挫。

哥哥對著小艾說：「我們不是不相信你，而是你真的知道自己想要什麼嗎？你才幾歲！我在你這個年齡，根本就還不知道自己要什麼！我問你，你什麼時候要去變性？」

小艾說：「我希望在碩士畢業前。」

「你都還沒出來賺錢就想要變性！你根本就還沒有社會經驗，怎麼知道自己的決定是對的？」

「因為我不希望我畢業的時候，還是那個討厭的性別！」小艾說出了好多跨性別者最單純也最艱辛的願望。可惜這麼基本的願望，一般人太習慣擁有，因此太難體會。

哥哥音量越來越大。「我也做我討厭的醫生很久了，但是我以前也不敢離開啊！我一直到現在當了主治醫師，存到一些錢，才敢離職。你什麼都還不是，怎麼知道這是最好的時機？」

「我們就是不知道……誰會知道？你也不知道，可是還是要做啊！」小艾幾乎是握著拳，艱辛地反擊。

我猜，小艾想要講的是，沒有人能夠知道什麼是最好的時機，但是人生就是這樣，做與不做都有可能後悔，誰能幫別人代為決定？

只是家人當前，有幾個人能好好地把話說清楚呢？

我提醒自己，我太容易進入同理小艾的狀態，但這時候精神科醫師最好閉嘴，忍住自己的衝動，不要幫小艾辯論。

「原來哥哥也是醫生？」但這件事讓我覺得非常值得深究。

「是，以前就是成績考太高了，變成沒得選，我爸媽都叫我要念醫科，我就不甘不願地念到畢業。」哥哥說。

這種抱怨聽在很想考上醫學系的人耳中，應該非常刺耳吧。

「但是我現在終於受不了了，而且因為我有能力了，才能夠離開。」哥哥說。

我對哥哥說：「你不得已當了醫生、小艾不得已當了女生，你們都為了這些不得已在奮戰，其實哥哥應該最能同理小艾吧？」

「這兩件事情不一樣啊！醫生不是天生的，但是性別是啊！是男是女是神造的、自然的，現在科技太發達了，才能夠變性，這是違反天然的！」

「什麼是先天？什麼是後天？」是這個門診中最常出現的疑問，但當這個經典的問題出現時，背後可能隨之帶出家人的文化背景與宗教信仰，這又是另一個難以用邏輯言說的罩門。

雖然醫學在性別認同與性傾向上，發表了無數篇「先天或後天」的辨證研究，一再地證明了「性別認同」並非教養因素能夠解釋，也不是外力能介入，但這些科學的語言，化解不了親子間的窘迫情感；而診間也不該是醫學知識的展演，我們必須繞路而行。

「我以前曾遇過跟你們很類似的家庭，他們是一個孩子不想當醫生，另一個孩子想變性。不一樣的是，那個家庭的父母比較能夠接受小孩變性，反而不能接受小孩不當醫生。」我說。

辛酸的華人家庭。

「真的啊？」媽媽笑了出來。「對啊，你不當醫生，你爸爸也是很生氣啊。」媽媽對哥哥說。

「你們只會生氣，你們知道我喜歡的是什麼嗎？」哥哥壓抑著怒意。「我不想再跟你和爸說這件事了！」

媽媽遲疑了一下，似乎想再跟哥哥多說點什麼，但媽媽轉頭對我說：「醫生，你那時候有這麼不想當醫生嗎？像你這樣當醫生不是很好嗎？」

其實，作為一個兒童青少年精神科醫師，經常遇到的為難場景，就是家長希望孩子做的事（或者不希望孩子做的事），勸不動孩子時，就會想要在診間拉攏醫師，讓醫師講出馴服的格言。

但我們都很清楚這是一種無效的作法，家長這樣的作為只會讓孩子覺得在找打手。而精神科醫師也很清楚，成為打手，無助於改善親子關係。

我沒有直接回答媽媽，我看著小艾，引導媽媽將重心放回小艾身上。媽媽理解我的意思，繼續問說：「像這樣的人，你不會問他們為什麼想當男生嗎？」

「我不會直接這樣問。」我說。

「為什麼？」

「媽媽你為什麼想當女生呢？」我問。

小艾的媽媽楞了一下，然後說：「天生的啊，這有什麼好……」

我說：「對啊，這有什麼好問的，問起來，多奇怪。」

這時小艾憋著滿臉的委屈，用盡全力地說出：「我跟他們說，我天生就是這樣子，他們一點都不相信……」眼淚滾滾落了下來。

我說：「雖然我不會直接這樣問，但我會想知道他們這一路成長的過程，怎麼發現自己跟別人的不一樣、怎麼面對這些不一樣。」雖然這句話好像是在回答媽媽的問題，但我邊講邊看著小艾。這個不一樣的男孩，有幾個人能夠不帶偏見地聽他的人生故事？

媽媽伸手捏了捏小艾的後頸，說；「你看，這麼愛哭，你還是很女孩子的啊！」

媽媽再次溫暖地捅了一刀，我親眼目睹，但無從阻止。

媽媽說：「我們可以接受你心理上是男的，但是沒辦法接受你身體也要變成男的。更何況，你爸爸根本不可能接受你去動手術變性啊！」

哥哥接著說：「你知道變性要花多少錢嗎？你知道變性有什麼後果嗎？我都是為了你好。你現在才幾歲？你知道自己要的是什麼嗎？」

我忍不住插嘴：「小艾的哥哥，你應該也有這樣的經驗，當父母對著你說『都是為了你好』時，其實很難說服一個人……」

哥哥露出難以言喻的表情，盯著我，好幾秒後才努力吐出一句話：「我知道……這就是我為什麼……這麼……討厭……**精‧神‧科‧醫‧師！**」

啊……

我這樣的影射很有力，也很傷人。小艾的哥哥勢必也聽得懂我要舉的例子，多少人選填了醫學系、努力地念完了醫學系、勉強自己當了幾年醫生，都是在家長一聲聲「我都是為了你好」的勸服之下，動彈不得地過著被期待的人生。

診間停格了幾秒，哥哥轉過頭去對著媽媽說：「你知道嗎？我就是因為你跟爸爸這樣，才覺得人的話不能相信，只有神的話能相信！我告訴你，我已經受洗了。我沒有跟你們講過，但是我**已‧經‧受‧洗‧了！**」

劇情突然急轉直下，現在在診間出櫃的是哥哥，出櫃的內容是「基督信仰」。

我沒預料到會有這樣的發展，但馬上意會到，這樣的發展實在再自然不過。

好一部分的同志，是在被逼到情緒崩潰時，才終於跟父母出櫃，甚至有一些人將「出櫃」視為對父母的報復，報復他們不了解自己，報復他們對自己步步相逼，報復他們跨不過世代之間的鴻溝。

「出櫃」背後，有這麼糾結緊繃的殺傷力，這不只在於出櫃同志身分，恐怕也可以應用在出櫃任何「父母所難以忍受的身分」——例如基督徒。

一個家庭，兩個衣櫃。

一個是不想當醫生；一個是不想當女生。

一個是基督教的出櫃；一個是跨性別的出櫃。

在台灣的民間信仰當中，還有許多家庭，是無法接受孩子信仰基督教這種外來宗教的。諷刺的是，在台灣依然經常聽到某些基督教派對於同志的歧視與否定，這時卻不免感嘆，既然都是篳路藍縷，何必彼此相逼。

✢ ✢ ✢

診間的時間有限，精神科醫師也不該自詡全能，暫時無法處理的議題只能先放下。於是我跳開哥哥的基督教信仰議題，希望能夠創造多一點機會，讓小艾對家人說說自己的感受。

我讓小艾在家人面前娓娓道來自己從小對於女生的角色多麼尷尬、生硬，對於青春期的女性性徵多麼厭惡，對於被稱呼「妹妹」、「學妹」、「一個女孩子家」多麼抗拒，又對於這樣的「不一樣」一再被忽視、被否定，多麼地無力。

小艾的媽媽感受不到嗎？當然有感受，但是對媽媽來說，正視這樣的小艾是多麼困難的事，彷彿一旦承認了他的感受，小艾就會真的變成男生，回不去了。

小艾聲淚俱下，細數這些不該屬於他的身分、不該長在他身上的器官，媽媽坐立難安地聽著他的描述。可以想像，光是聆聽，對媽媽來說也是一種折磨。

媽媽很勉強地吐出一句：「可是我覺得，你穿女裝滿好看的，你穿女裝的時候也很自在啊……」

小艾氣炸了。「我的皮膚又不是長在你身上！你根本不知道我到底自不自在！」

我接話：「小艾，這你就不知道了，你的皮膚當然長在媽媽身上。」

小艾和媽媽一起錯愕地看著我。

我接著說：「你有沒有看過，走在路上，經常都會有媽媽跟小孩說：『天氣很冷，會著涼，把外套穿上！』但是小孩明明就覺得很熱，不想穿，僵在那邊。我跟你說，全世界的媽媽都一樣，永遠都會覺得小孩感覺體溫的神經細胞長在自己身上，就算兒女已經五、六十歲了，也不會改變。」

媽媽笑了出來，說：「對啊，我自己的媽媽也是一樣，到現在都還會罵我衣服穿得不夠多。」

我想，小艾和家人，還有包括我自己，都該從這麼沉重的氣氛中透透氣了。

媽媽嘆了一口氣，對小艾說：「妹妹，不管你想做男生還是女生，我都會支持你，可是你真的不要去做手術，爸爸不可能答應。」

小艾正要反駁時，我趕緊抓住機會對小艾說：「小艾，你知道，要你媽媽說出支持你這句話，她心裡要經過多少掙扎嗎？今天媽媽能夠講出這句話，已經非常不容易，不要再挑媽媽語病了。」

家庭成員之間的情緒力道，往往形成了動彈不得、僵持不下的關係，我試圖在這些力道找出一些可以修通的路徑，但經常，就算只是移開一個卡榫，都會耗盡家庭的氣力。好在，小艾也懂得適可而止，在這次家庭共同會談之前的多次門診，我們已經做過許多溝通，希望他也能理解媽媽跨出的每一小步，都是顛覆媽媽過往人生價值的巨大犧牲，更何況，還有華人家庭中經常隱身的爸爸，根本還沒有出現在診間過。

這只是個開始，小艾的人生並不會因為一次家族治療而變得幸福美滿，另一個「剛出櫃」的哥哥，也還有自己的人生議題必須面對。

我們經常戲稱，兒女走出櫃子後，就是父母被推入櫃子了，而小艾的媽媽同時面對兩個衣櫃的開啟，難以迅速豁然開朗。

開刀變性不過是幾個鐘頭的手術，但手術前後要歷經的家庭磨合，才是最漫長、也最揪心的挑戰。

❖ 性別不安

部分跨性別者會強烈地感受到自己的性別與出生時法定性別不一致，而符合「性別不安」（Gender Dysphoria）的醫學診斷。性別不安者可能會經由賀爾蒙替代療法、性別還原手術（或稱性別重置手術、變性手術）、整形手術、各種心理健康服務或變更身分證性別等方式，以取得自我性別認同的一致性。

目前不論是美國精神醫學會或是世界衛生組織的診斷系統，均走向跨性別者的「去病化」，認為性別認同不一致並非疾病，而是人類正常多樣性的表現之一。

台灣目前的法定性別變更政策，是根據二〇〇八年內授中戶字第 0970066240 號的規定：

一、申請女變男之變性者，須持經二位精神科專科醫師評估鑑定之診斷書及合格醫療機構開具已摘除女性性器官，包括乳房、子宮、卵巢之手術完成診斷書。

二、申請男變女之變性者，須持經二位精神科專科醫師評估鑑定之診斷書及合格醫療機構開具已摘除男性性器官，包括陰莖及睪丸之手術完成診斷書。

這項行政命令揭示了兩項性別變更條件：一是精神科專科醫師診斷書，二是須完成變性手術中的「摘除原有性器官」階段。

然而，上述兩項要件其實仍存在相當大的爭議。在二〇一〇年，世界跨性別健康專業協會（WPATH）針對世界各國的性別變更政策發表聲明，反對必須手術或者剝奪生殖能力才能變更性別身分的規定，敦促各國政府取消此類法律。

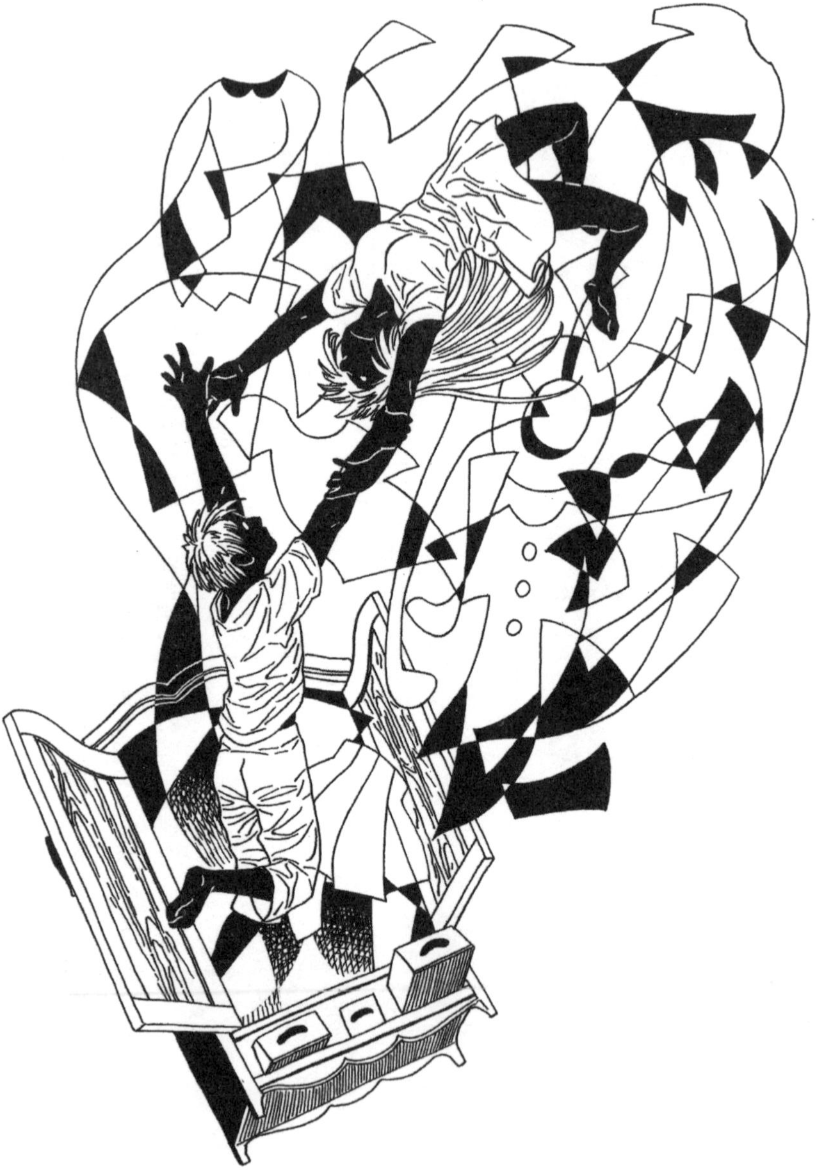

03

醫生，我不是同性戀

外面那些在等的人，都是你的病人嗎？

來你這邊看診的都是同性戀嗎？

對了，醫生，我今天跟你講的這些，你不要寫在病歷上啊！

免得被人看到，又要以爲我是同性戀了。

「醫生，我不是同性戀。

「不知道為什麼，從以前就一直有人說我是女同志、拉子，但我不是。

「醫生，我知道我看起來很年輕，你一定猜不出我幾歲。我已經四十三歲了。但我很困擾，從以前就有很多女生喜歡我。

「你要我舉例嗎？像是大學的時候，我室友就一直在騷擾我，她一直在我面前搔首弄姿，我就知道她對我很有興趣。人家都釋出好感這麼久了，我也不好意思不回應。她找我去吃飯，我就陪她去啊，吃飯吃多次了，我想別人也看得出來我們兩個在交往。我自己是不排斥啦，但是沒想到有一天，我跟她說：『我想別人都知道你喜歡我吧！』她竟然很生氣，忽然發飆說：『我哪有喜歡你？我有男朋友欸！你到底在胡說什麼？』

「我覺得她真的很奇怪，明明是她先主動約我出去吃飯的，怎麼後來還假裝沒這回事呢？我覺得她真的很不老實，明明喜歡女生還不承認。

「後來，下學期她就搬離宿舍，聽說跟男朋友同居了。她後來跟我碰到面都不打招呼，一直躲我，我不知道她到底在不高興什麼。

「她應該是由愛生恨吧！

「你問我自己嗎？我沒有，我沒有喜歡她，我不是同性戀。

「我發覺我還滿倒楣的，為什麼常常會被誤認？工作的時候也是。我之前在一個鋼琴教室上班，就一直被班主任騷擾。那個班主任年紀比我小，別人都說她長得很漂亮，我是覺得還好。但是她很受男孩子歡迎，因為她講話都嗲聲嗲氣的，她對我講話的時候尤其娃娃音耶。我不知道她到底為什麼要這樣，她覺得這樣就能勾引到我嗎？

「我是在那邊當助教啦，因為我也是從小學鋼琴的。但我就覺得工作歸工作，班主任沒有必要這樣特別對我示愛。

「有一次班主任在彈琴，我站在她後面，她是真的彈得很不錯，而且她的手指很修長，就是天生吃這行飯的人。我看著她的手指，忍不住伸過去摸她的手，結果她突然尖叫！有需要這麼誇張嗎？彈琴的手我也是會欣賞一下啊！畢竟我也是音樂人，欣賞修長的手，摸一下，又不會怎麼樣！

「後來鋼琴教室的老闆把我叫過去，說我的很多行為讓班主任不舒服，我說：『只是摸到她的手，哪有怎樣？很多女生也會牽手啊！』結果老闆說，班主任抱怨我平常也會一直盯著她看，眼神讓她很不舒服，還說其他員工也有注意到這件事。每個人都說我對班主任有過度曖昧的表現。我真的不知道他們在說什麼！

「所以我就被辭退了，醫生，你說我是不是很倒楣？而且啊，其實喔，醫生我跟你說，我姊姊才是同性戀，我不是。

「我姊姊是音樂老師啦，她也是從小學鋼琴，跟我一樣。但她就是從小成績很好那種人，不管是考試或是鋼琴，我姊姊都被說很優秀啊。所以她後來就考上師大音樂系了，你知道，就是那種學音樂好寶寶的第一志願，被說是氣質美女的那種。醫生你們找媳婦也最喜歡找這種吧！

「所以我姊後來就去當音樂老師啦，然後啊，就嫁給醫生啦！只是，連我姊夫都不知道，其實我姊是同性戀。只有我知道。

「你問我怎麼知道的？拜託，我是她妹欸，我當然最清楚了。她高中的時候念女校，那時候很多人喜歡她，她也很享受那種被大家眾星拱月的感覺，還會跟女同學一起去上廁所。高中了耶！還跟女同學一起去上廁所，你說這不是同性戀是什麼？

「我為什麼連這個都知道？因為我小她一屆啊，我跟她念同一所學校，怎麼會不知道？那個跟我姊一起上廁所的學姊，我也認識，我一直在注意她，她就是那種……那種……該怎麼說……眼睛很漂亮、頭髮很軟、很香，整個人都會發光的那種人。

「學姊的裙子都是訂做的。不要以為我看不出來，訂做的裙子都故意比別人短一點，露出大腿。學姊的大腿很漂亮，皮膚很白，她走路也很好看，輕飄飄的。她的頭髮會偷偷去染色，染那種不太明顯的深棕色，只有我發現，可能連我姊都沒發現。

「沒有沒有，我跟學姊不算認識，我只是覺得我姊跟她這麼親密，太不像話了！

「但是我媽就是寵我姊啊，我媽常跟我說啊，我要是有我姊姊一半優秀就好了！平平是花一樣的錢去學鋼琴，我姊就是能考上師大音樂系，開自己的音樂會，然後我就是去念那些野雞大學，只能當鋼琴教室的助教，還做不了多久就被趕走。

「其實，要不是一直被誤認是女同性戀，害男生不敢追我，我現在應該也可以找個好老公嫁了！

「有啦，我有交過男朋友啊。那個喔……就是婚友社認識的啊……我媽很煩，一直說我嫁不出去，就幫我報了婚友社。我當然是很不想去啦，但是我想說，我既然是異性戀，參加婚友社也沒什麼不對，就去看看囉。

「醫生你知道嗎？婚友社那邊的男生都很奇怪、很噁心。很多又老又肥，頭髮又禿，都說什麼對象要找三十歲以下的、沒結過婚的、身材要瘦的……這麼多條件，他們以為他們是誰啊？

「我那個男朋友喔，就還可以啦，離過一次婚，頭髮還沒禿。他約我出去吃飯，我想說我既然是異性戀，有男生約我吃飯也很正常，就去了，結果……他就摸我大腿。

「對啊，醫生，我生平第一次被男生摸大腿，很噁心欸！我馬上把他的手揮開，然後就走掉了。

「但是，我回家想想啊，那是因為他想跟我交往，所以摸我大腿應該也很正常。我想說我要釋出善意，所以又打了電話給他，我跟他說，我們已經在交往了，摸摸大腿沒有關係。

「結果他又約我見面，第二次見面時，一直對我毛手毛腳，還說要帶我去汽車旅館！我覺得很可怕，男人的手真的很噁心，又粗又乾，被摸的時候很不舒服，不像是女生的手，白白嫩嫩的。

「我趕快跟他提分手，他聽到之後惱羞成怒，還罵我：『什麼分手？我們根本沒有交往，分手個屁！』

「有啦，我是有交過男朋友的，這個男人雖然討厭，但是從第一次吃飯開始我們就在交往了，前前後後大概四天吧。

「後來，我跟我姊說，我是異性戀，我有交過男朋友了。你知道她露出什麼表情嗎？她用一種很同情的臉看著我說：『不要勉強你自己，媽媽不能接受你喜歡女生沒關係，我可以接納啊！我知道你從高中的時候就很喜歡我同學，可是你那時候一直跟蹤她，其實造成她很大的困擾。她不是同志，你應該要去找其他也是同志的人。』

「我覺得我姊真的很過分，她是人生勝利組，難道我就一定只能當失敗的那組嗎？她可以嫁老公，我就不能有男朋友嗎？

「她們都說是我去騷擾別人，我哪有這樣？又不是我喜歡那些女生，是那些女生喜歡我好嗎？

「我沒有不能接受同性戀，只是我的人生不會是同性戀啊！我的人生就應該要當音樂老師，要跟男人結婚，這樣才正常嘛！像我姊姊那樣的人生就不錯，憑什麼她可以當異性戀，我就只能當同性戀？

「我之前在看的那個醫生，他說我有妄想症，叫我要吃藥。醫生，你說，我是不是異性戀？

「我看外面那些在等的人，都是你的病人嗎？來你這邊看診的都是同性戀嗎？

「喔……不一定啊！還有別的門診的病人是吧？我也想問看看她們，她們是怎麼知道自己是同性戀的？像我就不是同性戀，但是滿好奇她們為什麼是同性戀。醫生，不然這樣，你幫我介紹她們認識好了。

「欸……可是她們會不會喜歡上我？這樣我也很困擾呢。

「對了，醫生，我今天跟你講的這些，你不要寫在病歷上啊！免得被人看到，又要以為我是同性戀了。」

❖ 拉子

女同性戀（lesbian）泛指情慾對象是同性的女性，而「拉子」一詞則出自於邱妙津的小說《鱷魚手記》，取lesbian第一音節「les」的諧音，是台灣社群對女同性戀的暱稱，也有人簡稱為「拉」。

有人會將女同性戀族群再分類為「T」、「婆」。「T」是Tomboy的簡稱，指裝扮、行為、氣質較陽剛的女同性戀；近年常有人會使用「女T」一詞，多加一個「女」字純屬贅字及誤用，因為T本來就意指女性。「婆」最早由來是指「T的老婆」，又取拼音為「P」，泛指氣質較陰柔的女同志。

然而，近年女同性戀社群較少以「T」或「婆」標定自己，漸漸揚棄角色分類。外型的陽剛或陰柔並不必然代表自我認同，「婆比較容易是雙性戀，可能會跟男人跑了」也常是錯誤的刻板印象。

04 ╱

我這樣上不了天堂

我終於理解他那似笑非笑、憂喜交織的表情，

是多麼享受而愉悅了。

而我也終於知道，為什麼會有這些不期待被解決的問題，

為什麼有那個原地踏步的求診者。

「醫生，你能不能教我要怎麼樣才能不自慰？」

正男第一次來看我的門診時，就問了這個問題。

這個問題實在不是醫療的本意，我當然不會教他怎麼樣「不自慰」，但聽到這樣的問題，我第一個想到的關鍵是：為什麼他要尋求這樣的幫助？

「因為牧師說，不自慰才能上天堂。」正男說。

就我所知，這似乎是基督教某些主流教派的教義，而這與西元四世紀時訂定了目前基督教會主要規範的奧古斯丁有關，他認為性高潮會讓人失去控制，是原罪的證據，因此「性」必須以生育為唯一目的，作為原罪的救贖。為了鞏固這個觀念，所有不以生育為目的的性都是罪惡，包括教父們的著作中，曾提到手淫的罪還甚於強姦。

「但是自慰是非常常見的自然行為，大部分的人都會自慰，醫學上也不認為自慰是錯誤的，所以我們不會去教人『不自慰』耶。」我這麼跟他說。「你有跟牧師好好討論過自慰這件事嗎？」

「沒有，我不敢。」正男說：「牧師說，我們教會的人都不會自慰，所以最能親近神，以後就會上天堂。」

「嗯……參加你們教會的人，有你這個年紀的男生嗎？」我問。

「有啊，很多，就在我們學校附近，所以很多我們學校的學生。」

正男從小在台北長大，也在台北念大學，但他看起來不太像是都市長大的孩子，似乎少了一些對現代環境的熟練與自信，而且常冒出驚弓之鳥的表情。

「那你有沒有問過那些參加同一個教會的同學，他們對於自慰這件事怎麼想？」

「有啊，我問過一個。他跟我說，他信神之後就不自慰了。他還反過來問我說：『難道你會自慰嗎？』我說沒有，我不自慰，然後就不敢再問別人了。」

我忍不住問：「你相信？」

正男說：「我相信啊，教會裡的人不會說謊。可是我還是會忍不住自慰啊！怎麼辦？醫生你有沒有什麼方法可以讓我不要自慰？」

話題又兜了回來，我只好說：「你的牧師叫你們不要自慰，那他有建議或提供什麼方法嗎？」

正男說：「他說要多從事健康的活動、多上教會。」

我說：「嗯……雖然從事健康的活動不見得就能減少自慰，但有參加健康的活動當然是好的。你平常有什麼興趣嗎？」

正男陷入長長的沉默。然後，他從背包裡緩緩拿出一顆球，乒乓球大小，連在一條皮帶上。

「這是我的興趣。」正男把它放在診間桌上。

「嗯嗯，所以你喜歡ＢＤＳＭ？」我說。

這是「口球」，是愉虐中常見的道具，愉虐常見的口語說法就是ＳＭ，事實上，更完整的說法應該是ＢＤＳＭ，包含了施虐、受虐、捆綁、鞭打、調教、服從等元素。

「醫生你知道ＢＤＳＭ？」正男有點驚訝，但看起來，我覺得他的表情中還摻雜了一點驚喜。

我跟他說，就診的人當中其實就有一些是施虐慾和被虐慾，雖然這些在醫療上被歸為「性偏好症」，但其實ＢＤＳＭ是更廣義的調教，不一定都是病態的。有許多人其實在生活的某個部分有這些興趣，只是大部分的情況下不敢講而已。

「對，我平常都不敢講……我只敢自己上網看……」正男說。

「可是這樣的興趣，應該對於你想減少自慰沒什麼幫助吧？」我好奇地問。

「對啊！我每次上網看就會自慰，越看自慰越多次！」正男焦慮地說。但不知為何，我依然覺得他的表情中有一絲喜悅。「醫生，怎麼辦？」

「你曾經真正跟同好見面交流過嗎？」個案經常帶來焦慮的追問，但醫師在片段的資訊之下，釐清前因後果反而是更重要的事。

「有……」正男又沉默了一下，「但是我想找gay，又不敢找……所以我們約見面之後，我沒去。」

喔……那其實也沒有真正見到面，我心裡想。正男說話時，總有種種細微的矛盾，讓人覺得字面上的含意似乎無法精確傳達他的心理。

「而且牧師也說，同性戀沒辦法上天堂。」正男又開啟了另一個議題。

「你有跟牧師出櫃？」我問。

「沒有，我不敢。」正男連忙說：「但是他們現在一直要介紹教會裡的女生給我認識，他們說在教會裡認識的異性最好了。」

啊，自慰、ＳＭ、同性戀……這些與正男的教會價值觀都有強大的牴觸，這些都不是一時半刻能夠鬆動的矛盾，我實在好奇，正男是怎麼在這樣的衝突下生存下去的？

於是，我們展開了長期的門診治療。

正男非常積極地回診，會談的內容也相當豐富。我們從同性戀的自我認同開始談起，發現他對於同性戀有很強大的內在恐懼，因此遲遲難以自我認同。這些恐懼從小就在家中發酵。正男說家中信仰的是一貫道，很小的時候他就知道父母非常排斥同性戀，每當電視上播到同性戀的新聞，父母親都會用很厭惡的表情辱罵電視裡的同志，因此正男完全不敢在家裡談這件事。

「那你怎麼會參與基督教的呢？」我問。

正男說，他小時候也在父母的安排下信仰一貫道，後來上了大學，他一開始先被拉進統一教，參加了一年多，後來又被同學帶進學校附近的基督教教會，到現在也參加了一年多了。

當然，這些改信其他宗教的事，正男的父母都不知道。只是正男自行參與的宗教都有強烈的排他性，因此他也無法回頭參加一貫道的儀式，這點他父母當然會發現。

「有一次，我爸因為我不跟他們去一貫道，就連甩了我十幾個巴掌。」

「甩巴掌？」我有點不可置信，「你那時已經成年了不是嗎？」

「對啊，打到我腦震盪，還去掛急診。」正男用一種羞憤的口吻說出這件事。

正男說話的方式，總讓我覺得怪異，雖然並不是某種特定精神疾病的病癥，但也絕非合宜的情緒。

正男經常顯得畏畏縮縮，甚至過去有醫師診斷他為「社交畏懼症」，但他在我的門診，卻是既畏畏縮縮又能侃侃而談，肢體語言和口語之間，總有強烈的違和感。他細述自己各種BDSM的癖好和幻想，他扭扭捏捏地描繪自己對於男性的情慾，他以每天記錄自己自慰的次數來向我懺悔又「縱慾過度」。當我點出其中的矛盾時，他又憂懼惶恐，彷彿亟欲重新穿戴遮羞布，卻在手足無措中更顯張揚。

另一個特色是，正男每次都非常準時，甚至提早來診間候診。同志諮詢門診經常需要等候多時，他也從不抱怨久候。有時接近期中或期末考，我問他是否需要延後下次約診的時間，以免耽誤課業，他都表示沒有關係，他希望能很密集地治療。

但，即使是這麼模範的就診方式，持續了規則而綿長的治療，正男卻始終沒有什麼改變。我們曾經很實務地討論過各種應對人際的方式，無論是對教會、對教友、對家人；也為他的自慰次數做過行為改變計畫，並且以精神動力式的取向深入他的ＢＤＳＭ核心，但總是打撈不到他遊蕩的魂魄。

甚至，我覺得他的魂魄安於遊蕩。

我發現，他總是在生活狀況比較改善的時候，故意做出一些讓自己處境更糟的事。例如他在跟我討論後，選擇要轉換教會，因為新的教會比較開明而友善，大家也對他相當友好，正當他適應得還不錯時，他卻突然回去原本的教會，遭到原有教會的「深入關切」，於是他陷入強大的罪惡感之中，不知該不該「逃走」。

這些看似不合理，甚至自找麻煩的選擇，數度讓他再次退化成一個惶恐不安的人，彷彿我們過去不斷累積的心理建設絲毫沒有作用。而我也隱隱感覺到，他一邊刻意步伐踉蹌，一邊卻顧盼回首，似乎在等著我的不耐或怒氣。

我的疑問是：那他為什麼還要出現在精神科門診呢？

✢ ✢ ✢

我覺得正男自己無法提供足夠的資訊來解開這個謎團，而他的內在矛盾又牽涉到太多家庭因素，所以我需要他的家長來診，以提供更多幼年時的資訊，才能弄清楚為何正男會是現在這個樣貌。

正男一開始非常抗拒這樣的邀請，他頻頻說自己的父母很兇、很不講理，無法帶來任何幫助。我雖然沒有勉強他，但相較於正男本人在門診中如此地開誠布公，他這麼不想讓父母參與這個治療過程，實在顯得更有蹊蹺。

我詢問正男為何這麼不希望家人來，經過了反覆的拉鋸，正男終於鬆口，表示因為很多事情沒有跟父母說過，所以擔心醫師會漏了口風。於是我跟正男一一確認哪些在父母面前是不能提的，最後的協議是：自慰、SM、同性戀、統一教、基督教都不能提。

好吧，你的生活也太多禁忌的話題了，我心裡想。但沒關係，我就只談你過去的成長背景，還有與家人相處的情況。

正男終於同意了。一個月後的門診，正男將媽媽帶來診間。

正男的媽媽，不像他描述的如此「兇惡」，甚至可以用平凡無奇來形容，就是在街上會看到的標準中年婦女。媽媽知道正男在精神科看診，但平常沒有過問太多，隱約只知道正男很焦慮，有時很憂鬱，然後交不到什麼朋友。

當我跟她說，正男已經在這邊就診將近一年，每次都談很多，正男的媽媽露出了訝異的表情。「不可能啊，他在家裡都不講，學校的事都不講。我也覺得很奇怪，他為什麼好像很常跑醫院，可以跟醫生有這麼多話聊？」

「回家都不講學校的事，這是從小就有的情況嗎？」我問。

「他其實小時候不是這樣，回家很喜歡講學校的事情，成績也不錯。」正男的媽媽嘆了一口氣。「可是六年級的時候，有一次他忽然數學考不及格，回家被我先生打了一頓。他從來沒有因為功課問題被打過，但是說來奇怪，他那次完全沒有哭。只是，我後來發現，他之後就慢慢不講學校發生的事了。」

「後來你先生還有體罰他嗎？」我對這件事好奇了起來，想起了那十幾個巴掌。

「有，越來越多。」正男的媽媽繼續說：「更奇怪的是，他之後連學校考試成績都不講，甚至把考卷藏起來。他越不講，我先生就越生氣，認為他一定是考差了。有幾次他承認考不及格，又被我先生體罰，但後來我找到他藏起來的考卷，發現他根本就考得不錯啊！」

「不知道為什麼，我覺得他是故意的。」正男的媽媽最後說。

這時候，我看了看正男，他的眼神依然憂懼，卻沉沒在似笑非笑的嘴角裡。

在母親來診之後，下一次約診的時間，正男就沒有再出現了。

我不太意外，因為母親的到訪，解開了我一直以來的疑問和假設——正男藉由來到我的門診發洩他那特別的慾求。

正男對於BDSM的情慾萌芽甚早，也許就在小學六年級的美妙意外，那張失控的數學考卷，讓他體驗到父親責打的壓迫感。那濃厚的威權擠壓在身上，手心與藤條間迸出的不只是紅腫，還有幼年心靈中尋尋覓覓的彼岸花。

埋藏在壓抑的家庭中，一貫道的寡慾與堅忍，他是什麼時候開始發現壓抑的美好？那哀豔的變態的彷彿蟬蛻了殼，還眷戀著鋪天蓋地的包覆，舉手投足都是鎖鍊，是那副被捆綁的自由。

於是，小小正男探測著各種重溫體罰的可能性，好逼迫父親惱怒、瀕臨炸裂，最理想的武器就是虛與委蛇，即使他並不需要心虛。而那個充滿好奇的父親，懷疑兒子考試成績不理想、又無法得到滿意答覆的父親，一次又一次賞賜了正男渴望的責罰，像雨露，滴滴甘美。

越來越純熟的正男，很快地進入了更成人的品味。愉虐不一定要靠肉體的疼痛，各種迫使自己被拘禁被監管被要求的無理指令，也成為他奴性的聖杯。

逃脫一貫道是合理的，一則跳進另一個更禁慾、更堅忍的宗教，一則背負著對原生家庭信仰的背叛。犒賞十多個巴掌也是合理的，只是父親被架上了施虐的聖殿而不自覺。

找尋醫師也是合理的，這些汩汩而流的濃稠情慾，在地下孔道鑽找出口，終於發現了那個一眼看穿口球的醫師，於是他每次準時回診，就像安排了珍貴的儀式迎接冷泉湧出，那凜冽的虐淫，在一個溫暖端正的診間裡，毫無顧忌地噴發。

父親、母親、牧師、醫師、上帝……我們，都是他龐大的BDSM劇場中，一個個即興的角色。

與醫師共舞，讓這些埋藏的心計能夠一一被剝解，我終於理解他那似笑非笑、憂喜交織的表情，是多麼享受而愉悅了。當醫師進入他混沌的人生中，與他那縱慾者、被虐慾者、同性戀、叛道者的甲冑一起載浮載沉，他體驗了新的愉虐方式，規律、拉鋸、永無盡頭。

而我也終於知道，為什麼會有這些不期待被解決的問題，為什麼有那個原地踏步的求診者。

最終，他的謎題還是被解開。那時的眼神交會，讓醫師與病人同時體會到真相大白，BDSM劇場露出了後台，這邊就已經不是他能尋求愉虐的地方了。

邊緣人是真的，罪惡感是假的，同志身分對他而言只是虛幻的。那個到不了的天堂，正被他睥睨著。也許，他從來就不需要真正的「幫助」，他只需要對他束手無策的「幫助者」。

我相信，他會繼續進化下去，往下一個告解的祭壇而去。

❖ BDSM

BDSM是三組字的縮寫，分別是綁縛與調教（bondage & discipline）、支配與臣服（dominance & submission），以及施虐與受虐（sadism & masochism）。這樣的集合體，中文翻譯為「虐戀」、「愉虐」。

BDSM當然不是同志專屬，這在異性戀文化中早有豐富的記載和實踐。另外，BDSM並不必然與性行為同時發生，熱衷BDSM也不代表人格異常，甚至在BDSM的實踐過程中，常需要更多的溝通與協商。事實上，BDSM的實踐者常常也只是日常生活中會遇到的一般人而已。

這個故事中的個案，其實是BDSM族群中略為特殊的狀況，並非常見BDSM愛好者的樣貌。關於BDSM的更多資訊，可參考二〇〇四年成立的BDSM社團「皮繩愉虐邦」，網站：http://www.bdsmtw.com/。

05

昌叔

失眠二十多年，因男人起，因男人終，
兔子退了流行，男人依然蹦蹦跳跳，
一代一代，撲朔而起。

往事太重，而言語太輕，
走進這個門診，對很多人來說並不容易。

昌叔五十歲，正好半百，年齡如此工整，行動亦然，敲門三聲如節拍器，分毫不差。

「我只是要拿安眠藥」，昌叔探頭進診間，要求加掛號。我說失眠也要會談，不會只是拿藥，加掛會是最後一號，一等數鐘頭，且看施主。

「談談也行。」昌叔不假思索，回應自若，回到候診區，拿出公事包裡的《百年孤寂》。（誰會預先帶著這樣一本厚重的書？）

他一等，果真的等到了下午最後一人，四點多的醫院，西曬照入診間，空間難耐刺眼。我把窗簾拉下，人需要昏暗，睡眠亦然。

昌叔說，候診時假寐，現在精神正好，既然是最後一人，不然就多聊聊，安眠藥其次。白襯衫織出精緻的藍條紋，滾線與滾邊完全平行，筆挺爬上了肩，他倏忽拿出筆記本，盯著上面的字，喃喃說著：「我的事有點特別……」

昌叔見我沒有好奇，停頓數秒，才又吐露：「我，是兔子[1]。」

嗯嗯，我知道，這裡是同志諮詢門診，願意等數個鐘頭的，不會只是想拿安眠藥。只是這年頭，沒人自稱兔子了。

嗯嗯，沒人自稱兔子了，昌叔知道。

失眠二十多年，因男人起，因男人終，兔子退了流行，男人依然蹦蹦跳跳，一代一代，撲朔而起。

那年工專畢業，來到台北，正值解嚴，空氣都是舒暢，還是「昌弟」的他滿面春風。工作不難，賺錢不難，生龍活虎，奔騰的不只肌肉，還有性器。

昌弟聰明慧黠，離鄉背井，轉身背對南部的父母，也棄置男人成家的假面具。他知道《愛情青紅燈》裡頭沒有他要的男歡男愛，卻也睿智機巧，看出《世界電影雜誌》裡的徵筆友小廣告語帶玄機：「相貌端正，願與同好為友……」「喜愛雪兒、瑪丹娜……」

沒有網路的時代，隱諱的徵友訊息，昌弟破解密碼，振筆而書，認識好幾位「同好」。雄兔腳撲朔啊。當兩兔傍地而行，嬋娟也纏綿。

昌弟覺得台北如畫，顏料溼了身，青春正好，我泥中有你，如此彩虹，如此美麗。

於是昌弟身旁男友迷離，宛若彩虹乍現而起、倏忽而終，總是數不清楚這是第幾任了，倜儻拉風。別的大 gay 小 gay 還在楞楞睜睜、探首探腦、掉了手帕擠眉弄眼，昌弟卻已經袖裡來袖裡去，男人一個換過一個。

惦惦吃三碗公。那時帶著昌弟玩的前輩這麼形容他。

註1——「兔子」是早年對於「發生男男關係者」的貶稱，較為可靠的起源至少是從清代福建民間文化中開始盛行。清代袁枚的《子不語》當中提到，一位名叫胡天保的人因喜歡御史而被處死，死後託夢被封為「兔兒神」，專司人間「男悅男之事」，被視為保護男男之間關係的神祇。

「那是ㄈㄟㄈㄟ姊，我出道的大前輩。」ㄈㄟㄈㄟ姊男身女相，昌叔細細描述他名字的由來，那是歐陽菲菲的「菲」，也是鳳飛飛的「飛」，因為ㄈㄟㄈㄟ姊氣場太強，現身就是巨星，造型百變，燙髮有歐陽菲菲的冶豔，戴帽有鳳飛飛的神氣，堪稱當年西門町（帶把的）一姐、綜合性女神，升斗小民難以定義，不如將兩位女神的名字融為一體。

昌叔講到「帶把的ㄈㄟㄈㄟ姊」笑得吱吱咯咯。我說：「這兩個女星的ㄈㄟ不同字啊，到底是哪個ㄈㄟ？」昌叔癟嘴一笑，公布謎底——是緋聞的「緋」啦。緋緋姊自詡風雲叱吒，緋聞不斷，既然堪與兩位「ㄈㄟㄈㄟ」星月爭輝，不如另用同音異字，化做「緋緋姊」，正是昌叔當年跟隨的竿頭。

那緋緋姊的緋聞對象是誰呢？昌叔面露狡黠，祕密吐上舌尖。緋緋姊混的是影視圈，他是資深幕後工作者。九〇年代的影視明星哪個人敢出櫃？那時連「出櫃」這兩個字都沒什麼人知道呢！但是哪個年代的藝人沒有gay？緋緋姊穿梭其中，將一個個男藝人翻箱倒櫃，還跟好幾個明星私下偷來暗去，只是影視版沒人帶種寫出這些祕辛。

「這個男藝人跟那個女藝人是銀色情侶？我呸！我們才是桃花女鬥周公，一個是刀，一個是鞘。我這個鞘收過他的刀幾百回，每次都讓他捨不得拔出來哩！」昌叔模仿緋緋姊，眼神魅惑又傲蠻。

當年的昌弟，跟在緋緋姊後面啃骨頭，也啃出不少滋味。緋緋姊樹大招風，許多男藝人不敢跟他交陪，但他身後的昌弟二十開外，正值青春鳥兒好山好水，男明星收他為乾弟弟，自用怡情，送人也養性，奧祕不露痕跡。昌弟當時也洞悉這層事理，口風很緊，其他地方也是，是故備受款待，接連成為好幾個藝人的入幕之賓，搶手程度，連緋緋姊也讚許昌弟當真練武奇才。

但，再怎麼骨骼精奇，魚水翻騰，昌弟依然翻過一次船。

那年昌弟年方二十八，也玩得有些倦了，正好遇上他，九〇年代紅過幾年的男明星。這名字我實在沒印象，後來google了一下，發現確有其人。兩頭活獸一見傾心，低喃嘶喘，昌弟覺得不同以往，第一次有了長長久久的念頭。

對方有亮眼的外型，如弓的身軀，彈性勃發，是個好人家出生的富二代，打通門路進了演藝圈，機會正多。但演藝命脈掌握在自己父親手上，對方也絕不敢對家人出櫃，一切只能偷來暗去。可是藝人行程全被經紀人掌握，經紀人又是父親的人馬，昌弟與他的關係再怎麼撲朔迷離，終究躲不過父親的法眼。

昌弟與男藝人在他父親的公司談判，旁邊站著他的經紀人，經紀人手中拿著《民生報》和《大成報》，兩報頭版都是他們精心設計的緋聞：男藝人與即將上映的新戲女主角假戲真做。

昌弟明白這是什麼光景。男藝人一語不發，經紀人丟了二十萬給昌弟，叫他滾得越遠越好。頭版新聞，斗大照片清晰可辨，女明星全妝進了男藝人大門，適時地回頭張望，盡讓記者捕捉確鑿罪證。如此交相賊的劇碼，卻不如眼前的荒謬劇精彩，可惜冷清的談判桌旁沒有鏡頭、沒有記者、沒有斗大的標題、沒有清晰的身影，只有昌弟這個模糊的人，即將被大力塗改，抹擦不露痕跡。

昌弟分文未拿，眼淚逼到走出公司大樓才滾滾而出，正如不該存在的男藝人同性密友。滾出界外，才是他所屬的世界。

「那是我第一次去新公園呢！就在我滾出去之後。」他說。

他在當時還稱做新公園的同性戀「公司」遊晃，從白天哭到日落。眼淚有毒，在臉上蝕刻歲月，一夕之間，昌弟成了昌哥，那個驕縱桀驁的年輕人，逆鱗剝裂，美夢殺青，墜入真實人間。

也是從這時候開始，昌哥相思成魔，夜不能寐，靠安眠藥重組破散的自己。

昌哥在新公園遊走了幾天，逐漸看出領地脈絡，也結交了一些朋友。深夜無眠，新公園打烊後，大夥兒轉戰隔壁常德街，這些是上個世紀屈指可數的同志空間，深夜才開光通靈。

他比了比我的診間窗外，正是常德街口。

「那你有遇上九七年夏天的警察臨檢事件嗎？」我問。

一九九七年七月三十日，午夜過後，警察突然臨檢這群在常德街流連的男同志，沒收所有人的身分證，並帶回警局偵訊，成為著名的臨檢濫權事件。

「沒有，那天晚上我剛好沒去，但是隔天大家都在講這件事，每個人都像驚弓之鳥，接下來好一陣子，常德街都看不到『同學』了。」昌叔說。

我跟昌叔說，後來幾年，又陸續發生了好幾次警察過度臨檢同志的事件，直到釋憲五三五號將警察臨檢權法制化，這種誇張的行徑才比較減少。

「那又怎樣呢？我後來再也不敢回去新公園了。」昌叔說：「警察本身不可怕，可怕的是警察心裡那些看不起同性戀的想法，他們根本不把同性戀當人看。」

我問他，沒去新公園，後來去哪裡交友了呢？

昌叔搖搖頭。「我後來常跑出國，沒交什麼新朋友，而且整整十年不敢有性生活。」

我很訝異，但也隨即知道了原因。當年同時間席捲男同性戀圈的，不只有臨檢侵權，還有那個逐漸被講開的名字——愛滋病。

昌叔說，那些年開始聽到某某友人原本身強體壯，卻忽然得了肺炎，短短時間就走了。不久又看到昔日好友突然暴瘦，免疫力失調，後來聽說神智不清之下，也溘然離世。

「電視都在說，那是同性戀的病，同性戀亂搞的報應。」昌叔忿忿地說。

我知道，那些年，主播這麼說，議員這麼說，立委這麼說，副總統也這麼說。說久了，連被抹黑的人，自己都相信了。

我聽過許許多多的男同性戀，從小就被洗腦會得到愛滋病慘死。就算那時候昌叔已經是成年人，也不例外。他不敢再跟人做愛，不敢交男朋友，連親吻都害怕。我對昌叔說，愛滋病不會挑男同志，誰都有可能得到，而且現在愛滋病的治療已經不是當年那樣了，許多感染者過著很健康的生活，不需要多餘的恐懼。

昌叔說，這些他都知道，但那些自貶與惶恐，早就鍍在骨子裡，刮不掉了。

「我很羨慕現在的小朋友，在學校就開始交男朋友了，用手機就可以約人，不用怕被警察捉，好像也不太害怕跟人上床……誰能想像那個時候，我們連認識個朋友都這麼困難呢？」

窗簾縫隙間的斜陽正好照在昌叔身上，把昌叔頭頂斑駁的白髮照得發亮。我難以回覆他的感嘆，世界的確變得太快，但新世代也不見得全然幸福。

昌叔說，後來他常跑出國，是開始跑單幫賺錢。他頭腦靈光，知道錢在哪裡，沒家累沒負擔，進出東洋就像自家後院，帶回來的產品都比台灣新奇個幾年，錢就像水龍頭打開，嘩啦啦地流出來。轉業成功，他也沒再跟台灣的演藝圈往來了。

緋緋姊呢？我問他。

昌叔喟然一嘆，用手遮住了狹窄的斜陽，晚霞刺目。

他說，緋緋姊後來其實晚景淒涼。就算緋緋姊縱橫演藝圈，名利雙收，也不缺男人，但身為獨子，他還是回去履行了那個年代的義務——傳宗接代。進入家族安排好的親事，喝了酒，胡亂行了房，陸續生出兩、三個孩子，草草了結任務。

但緋緋姊動如脫兔，哪受得了這種虛假的家庭！生完孩子後，緋緋姊就離家去過自己的花花生活，除了寄錢養小孩之外，沒有再履行身為「丈夫」的責任。

那個被媒妁之言騙進這個虛偽婚姻的可憐女人，窩囊了好多年，終於訴訟離婚。緋緋姊沒有懸念地輸了官司，付了一大筆贍養費，他也不以為意。

可是到了晚年，緋緋姊罹患癌症，身邊剩下的錢勉強付了醫藥費，卻請不起人照顧，想要回頭找前妻和孩子幫忙，卻已經沒有感情，只剩寂寥。

昌叔後來得知緋緋姊罹癌，已經是緋緋姊人生盡頭的時候。他趕回台灣見緋緋姊最後一面，那些冶豔、那些神氣、那些英華，早就不復容顏。造型百變的緋緋姊，人生最後一個造型仍是鳳飛飛的帽子。只是這毛帽，僅只為了遮掩化療後光禿的頭頂，也保暖最後的孤寂。

在緋緋姊的告別式上，緋緋姊的孩子終究出現了。他們都已成年，他們叫他昌叔，知道他是緋緋姊的摯友，但也沒有多言。

「那時候，我也發現自己不是昌弟、不是昌哥，已經是昌叔了。」我對面的這個五十歲的男人，悠悠地吐出這句話。

看到緋緋姊的最後一面，讓昌叔對於晚年有了更多的擔憂與警惕。他多買了好幾個保險，也開始規劃退休後的金錢。

「出門在外，我都把自己的衣著打點得很好。衣服對了，人才不會看起來病懨懨的。」昌叔擔負了從年輕到老對於疾病的各種意象，乃至於現在，仍與生老病死為伍。

他離家多年，也是家裡唯一沒有結婚、沒有小孩的人，他的母親前幾年罹患失智症，嚴重退化，需要人長期照料，因此這份責任就落到單身的他身上。

在診間內外，都很常看到這個現象，老年長照人口逐漸增多，壯年卻難以負擔照護工作，於是在家庭的角力之下，往往都是單身的、離婚的、無業的，或是收入最低的子女、媳婦，承接起這個責任。

同志，就是被視為「單身」的那個人。

昌叔說，跑單幫的那幾年，雖然常常在飛機上睡覺，卻意外好眠。直到這些年照顧母親，失智老人經常夜間醒來好幾次胡言亂語，他又變得難以安眠，重新開始了找藥吃的日子。

找著找著，他找到了這個門診，等了數個小時，看了一本《百年孤寂》，也翻開了好幾頁他自己的人生故事。

我知道「只是拿安眠藥的加掛」不是巧合。往事太重，而言語太輕，走進這個門診，對很多人來說並不容易。

「你會聽我說這些，我也覺得奇怪，你怎麼知道那些早年的事呢？」昌叔問我。

「每個時代都影響著現在，所以歷史對我來說很重要。」我笑笑。

「歷史啊……是為睡不著的人寫的吧。」昌叔揮揮手，拿了藥單，起身離開。

落日從窗外爬進診間，門診內那道容光曾經煥發，可惜冬天，連暮色都有寒意，而我們，也不過是一個時代微溫的投影。

── 多些認識，少些誤解 ──

❖ 同志侵權事件

在過去的歷史中，由於對同志的不了解，社會充斥著獵奇的心態和扭曲的誤解，這樣的社會氛圍也反映在公權力的執行過程及媒體的報導上。最著名的幾個事件包括：

一九九七年七月常德街事件：台北市二二八公園（時稱新公園）及一旁的常德街是

當年男同志夜間的社交場域，但流連在常德街的男同志卻在毫無不法線索的情況下遭警方強行臨檢，帶回警局。

二〇〇一年二月景美箱屍案：因為警方懷疑這是一起同志殺人案件，引起媒體繪聲繪影的報導，窺探死者往來的交友圈，爆料未經求證的八卦消息。除了造成相關人士被媒體出櫃的恐慌外，也讓同志再次被過度渲染成危險族群。

二〇〇四年一月農安趴：台北市農安街民宅中舉辦性派對，警方喬裝男同志混入派對中，起獲大麻、搖頭丸、K他命等。此時警方違反偵查不公開原則，讓多家媒體記者進入現場，不讓現場男同志穿衣服，僅著內褲讓媒體肆意拍照攝影，甚至特寫臉部。

以上僅舉數例，還有其他許多侵權事件，可參見喀飛在《酷時代》網站撰寫的專欄「台灣同運現場」。雖然早年著名侵權事件常與男同志有關，但對於女同志、跨性別、性別不符常規者的獵奇與窺探一樣不勝枚舉。近年警方與媒體對於同志族群的了解已漸有進步，但去汙名的過程仍在持續，社會中的相互理解依然是漫長的道路。

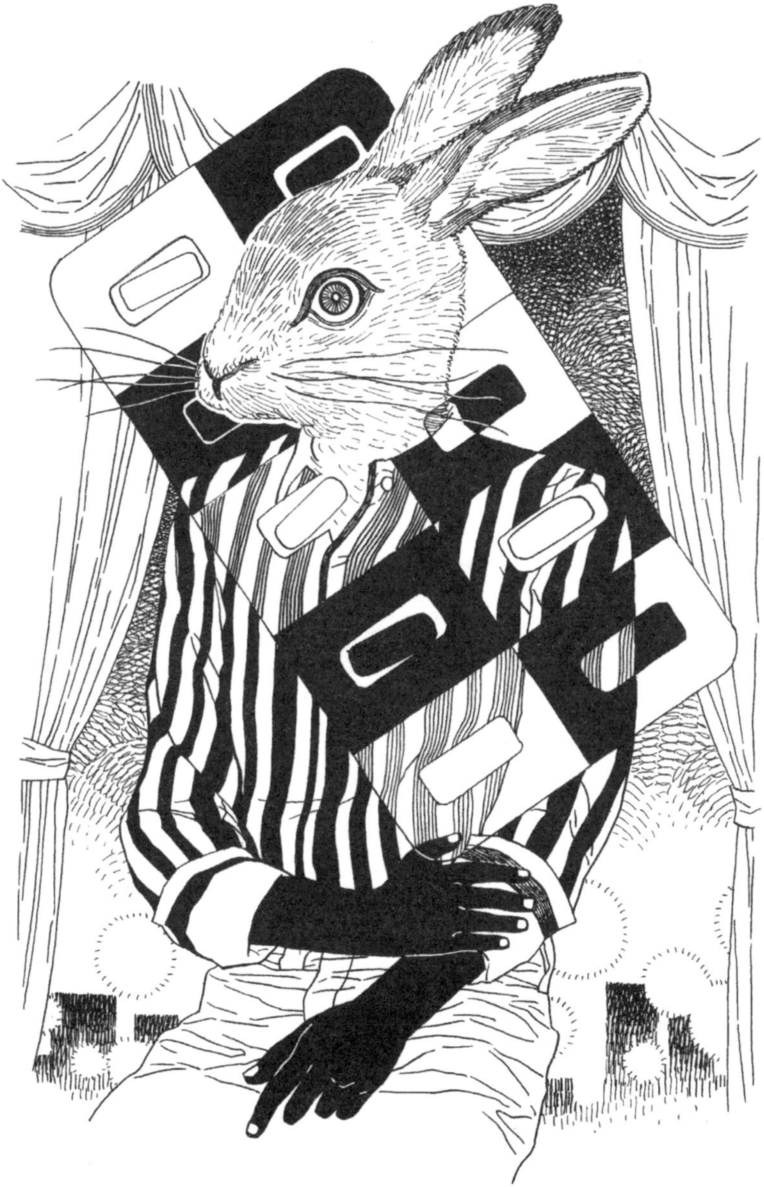

06 ╱

寂寞瑪莉亞

「那……我，會寂寞嗎？」他問。

我一時啞然。

過去這段時間，我似乎太把他當成一個不懂得情感的人，

卻可能忽略了他敏感與需要陪伴的那一面……

鞠也被他爸爸壓來門診，爸爸氣憤不已。

「醫生，我都已經可以接受他是同性戀了，可是他現在給我穿女裝，還偷別人的女學生制服！這要怎麼辦？」

鞠也表情冷靜（或者可以說是漠然？），彷彿爸爸在講的人與他無關，然後他嘴角揚起，突然自顧自地笑了出來，說：「因為我是**瑪莉亞**啊！」

才這麼一句話，我看著鞠也的爸爸青筋暴露、火冒三丈，室溫都在上升。我趕緊請他先到診間外等候，好好跟這位「瑪莉亞」談談。

鞠也二十九歲，體態略為發福，滿臉青春痘。他高中就向爸媽出櫃男同志身分，當時家庭氣氛緊張、山雨欲來，但據爸爸的描述，鞠也神經大條，文風不動，心情似乎完全不受影響，爸媽再怎麼軟硬兼施，逼迫他「改正」，鞠也一樣過自己的生活，最後爸媽舉手投降，只能隨他去了。

診間中的他，也呈現出臥佛般的自在感。……這不是譬喻，是他**真的給我躺下去了！**爸爸才剛走出診間，鞠也就把兩張椅子拉在一起，躺了下去。我一看這個人也太自在了吧，想必我問診也不需要拐彎抹角。

「為什麼你是瑪莉亞？」

「因為我是……」鞠也從躺姿速速坐正了起來（這讓我對他的核心肌群也印象深

刻），突然大聲嘶吼：「瑪莉亞狂熱！！！」

他邊叫邊擺出一個看起來精心設計的動作，嗯……該怎麼說這個動作呢？可愛？嬌媚？但跟他的外型實在有點搭不上，我選擇假裝沒看到。隔壁診間的醫師聽到嘶吼聲以為我的病人要攻擊我了（精神科醫師的職業病），他打開診間的側門探頭張望。我示意同事可以關上門，畢竟我也還不知道要怎麼解釋「瑪莉亞狂熱」給同事聽。

「祇堂鞠也啊？」我說。

「醫師你知道？」他的眼中射出光芒。

「嗯……略懂略懂。」總之，《瑪莉亞狂熱》就是一部日本漫畫，裡頭的主角「祇堂鞠也」是個高中男生，但以女裝上學。這部漫畫曾經滿紅的，也有改編成電視動畫，而鞠也的發音就是「瑪莉亞」。

「Shidoumariya～～～」他歡欣鼓舞了起來，「所以啊，醫生，你可以叫我瑪莉亞，也可以叫我**小瑪**就行了。」

我陷入三秒鐘天人交戰，看著他健保卡上的名字。「嗯……還是叫你本名就好。」

他馬上躺回椅子上，兩張椅子中間還有很大的空隙，再次展現核心肌群的穩定性。

「你不叫我瑪莉亞，我就不講話。」他閉上眼睛。

二十九歲啊……我腦中浮現各種可能的鑑別診斷，畢竟我也是兒童青少年精神專科，面對屁孩也是有點習以為常。於是我也不講話。

不到兩分鐘，他已經偷打開眼睛十多次，最後忍不住又坐起來（我心想這到底是來看診還是來練核心的？），悠悠地說：「不然你叫我鞠也也可以。」

好吧，算是達成共識，這篇故事中鞠也這個代稱就是這麼來的。我叫他中文的鞠也，他心裡自行轉換成日文發音的「瑪莉亞」。其實這種磋商的過程中，醫師中二的程度也不下於病人，我心裡頭暗自神傷。

他的偶像是祇堂鞠也，喜歡穿女裝自然可以想像，我問他關於爸爸所說的「偷女學生制服」是怎麼回事。原來他致力於蒐集全國女高中生制服，有些可以在店裡買到，有些可以在網路上找到賣家，但有一家他非常喜歡的高中制服卻始終無法取得，於是他潛入校園想偷女生制服，卻在還沒得手前就被抓到。

這件事在他爸爸的處理下搞定了，和解了事，但也因此讓爸爸發現他的「興趣」：他一個月平均花三萬元買這些女裝，尤其是女學生制服。他沒和父母一起住，所以每次買回自己的住處就能開開心心地試穿，在鏡子前享受身為女學生的無敵幸福，試穿完後再將制服完美地收藏起來。如此日積月累，成就他的全台女高中生制服春秋大業，甚至收藏中還包括好幾套日本女子高校的經典服裝。

不像一般人的刻板印象，鞠也穿女裝並不會覺得性興奮，也不是想要意淫女性（他根本就是gay啊），他就是喜歡穿女裝，喜歡自己是女高中生的模樣。

我問他：「你覺得自己是女人嗎？」

他的回答非常迂迴：「這麼可愛的，一定是**男孩紙**。」

和動漫迷溝通真的很費力啊……我心裡在吶喊。

經過再三釐清，終於弄清楚。他覺得自己是男孩子，也只有以男孩子的身分才能這麼可愛，所以壓根沒有想要變性，只是覺得穿女裝是他的天命，而且只能是可愛的女高中生制服。我問鞠也哪來這麼多錢買這些衣服（其中有些非常昂貴），他毫不在意地說爸爸會給他錢，他現在的工作是爸爸幫他安排的，自己住的房子也是爸爸買給他的，衣食無缺，上班輕鬆，人生唯一需要擔心的事情就是蒐集不到制服。（這實在很惹惱需要連續看診八個小時的醫師……）

但鞠也不是要炫富，他只是講一個事實，而且沒有察覺這樣的說詞會引人白眼，加上日常對話中種種不合宜的用語、難以被一般人理解的迂迴回應，實在很難不聯想到一種狀況……。我找鞠也的爸爸問過他小時候的情形，確認了他是亞斯伯格症[1]。

註1——亞斯伯格症這名稱從二〇一三年起已被美國精神醫學會的診斷系統刪除，併入「自閉症類群障礙症」中，但全世界仍有大量專家學者認為亞斯伯格症應該被獨立診斷，因此臨床上我們還是常使用這個名稱。

亞斯伯格症的人，其實表現非常多樣化，有些人很孤單，有些人刻意迴避社交，有些人只顧著自己喜歡做的事，還有些人則是非常活潑、喜歡找人互動，但是非常白目。鞠也就是最後這種，而且是**非・常・容・易・把・人・惹・惱**的那種。

「你們那個年代流行的漫畫是什麼啊?也有偽娘嗎?」他問。

我心想:我也才比你大五歲好嗎!為何用一種探索上古歷史的口吻在問我呢?

「我第一個浮出印象的是《掰掰演劇社》的社長德大寺廣三，但他應該稱不上是偽娘……」我說。

「那個太醜了。」他說。

「啊，還有《封神演義》的雲霄三姊妹……欸，她們的設定就是女性沒錯，這也不能算。」我說。

「那你記得她們的真實姓名嗎?」鞠也興沖沖地問。

「雲霄、瓊霄和碧霄!」我馬上反應。

「叮叮叮鈴叮~答對了~」他蹩腳地唱出答對的罐頭音效，又露出亞斯伯格的微笑。

我好像上益智節目在搶答，答題完之後突然為自己腦波太弱、打蛇隨棍上而覺得有點羞恥。

「而且碧霄也叫瑪莉亞，跟我一樣。」他又得意洋洋了起來。

另外一件棘手的事情是，鞠也喜歡講一些無聊的黃色笑話，或者根本稱不上笑話，就是國中生喜歡講的情色哏而已。

「不可以，那裡不行……」當我正在插健保卡的時候，他會突然呻吟出這句話，有時聲音會大到再次引起隔壁門診的醫師側目，然後他自己為剛剛的老哏得意地笑著。

又或者，他對看診熟門熟路了之後，卻實在不會拿捏親疏遠近，自以為跟醫師非常熟，可以開莫名其妙的玩笑。他會在候診時突然闖門，對著診間內的我大叫「變態！」，然後揚長而去。每一次，我都得對裡頭還在面談的病人解釋為何一個男子會罵我變態，但我怎麼解釋都覺得越抹越黑。

下診之後，遇到隔壁診的醫師，也會用一種狐疑的眼光看著我，而我必須平心靜氣地說明門診中有一個很愛突然大叫和呻吟的成人亞斯伯格症個案。

看診真的是一種修煉哪……

亞斯伯格的個案，有時太過白目、講話直白，有時卻也勇往直前，不按牌理出牌，誠實得嚇人。

鞠也有一次門診跟我說，他去參加反同團體的集會，覺得真是太驚奇了。我問他驚奇之處在哪裡？

鞠也說：「他們竟然可以講那些瘋言瘋語而且還不笑場欸！有個中年男子，大概像你這個年紀（我瞪了他一眼，但是他應該沒發現），他跑上台分享他的經驗，他說他年輕的時候是同性戀，到處找男人做愛，跑去三溫暖一直肛交，對，他真的是這樣說，一直肛交一直肛交一直肛交這樣，我看台下的人都面不改色。我想說他們不是很保守嗎？不是說不可以教中學生什麼是肛交嗎？但是台下有那種父母帶著小孩來的，小孩都照聽這些欸！他們到底知不知道小孩子聽了什麼啊？然後那個中年男子說自己後來轉變了，變成喜歡女生了，為什麼轉變你知道嗎？他說是上帝帶領他，上帝讓他老媽媽生病，因為老媽媽生病，所以他要照顧她，要幫她翻身、換衣服，所以他就看到媽媽的裸體，然後當他看到媽媽的裸體時，他忽然覺得自己是喜歡女人的身體，這一切都是上帝的召喚，所以他就變成異性戀了，哈利路亞！」

鞠也繼續滔滔不絕地說著：「天哪這個故事超哈扣（hardcore）的欸！更可怕的還在後面，那個人就介紹媽媽跟兒子上台了，他的兒子聽到自己爸爸看著祖母的裸體然後就有感覺了，這兒子會有心理創傷吧！但是他們好像都不介意，台下也是一堆人扶老攜幼、闔家觀賞欸！反正他們都愛講靠神可以改變同性戀，中間講了什麼其實他們也不在意，反正聖經裡頭也是一堆色情故事……」

平常同志族群根本不會想去參加反同團體的集會，但鞠也特殊的性格，幾乎不會察覺被環境排斥的壓力，反而成為難得的間諜，願意深入反同陣營，也算是一種特殊才藝。

✢ ✢ ✢

其實鞠也的扮裝並不是什麼疾病，也沒有對他的生活造成什麼傷害，當然他老爸有錢是重要的因素，讓鞠也不至於因此困頓。而他唯一需要矯正的是不擇手段的取得方式。經過一段時間的回診會談，他開始學會控制自己的購衣預算，也不至於再去偷竊制服了。

我跟鞠也討論，其實已經不需要再就醫了，但鞠也卻說他還想繼續看診，我有點好奇為什麼。

鞠也卻說：「你知道 Dcard 是什麼嗎？你們那時候就有了嗎？」

可惡！我被他徹底歸類到長輩那個族群去了。我用很篤定並且設法平心靜氣的語氣跟他說：「我念大學那時候還沒有 Dcard，但是我知道 Dcard 是什麼，我的很多個案都是大學生，都有在用。而且，你．不．是．也．大．學．畢．業．很．多．年．了．嗎？」

鞠也完全聽不出我的挖苦，繼續自顧自地說：「我在 Dcard 上面認識一個男生，我覺得我愛上他了。」

啊，亞斯伯格的感情萌芽，這又是一個巨大的挑戰啊，我心中暗忖。

「但上個禮拜，我在ＩＧ上面發了一則限時動態……」鞠也似乎想到什麼，又停頓下來，看著我。

「我知道ＩＧ是什麼，也知道限時動態是什麼，我有在用！」我覺得完全被他看不起，沒等他問就不耐地回應了。

鞠也接著說：「原來你知道啊，好吧，我限時動態是我新買的高中女生制服，他看到之後，就覺得我是變態，把我封鎖了……我就失戀了。」

啊，這不是失戀，是單戀啊，是還沒開始就夭折的戀情哪。

「醫生，同性戀會寂寞嗎？」他問。

「會啊，有些同性戀會覺得寂寞。」我對於他突如其來的感性問題有點意外。

「那異性戀會寂寞嗎？」他繼續問。

「當然啊，不管是什麼性傾向，都可能寂寞。」我說。

「你說我是亞斯伯格症，那亞斯伯格症的人……也會寂寞嗎？」

我之前跟他討論過很多亞斯伯格症的特質，其中對於人際關係的不敏感是最明顯的，是否我讓他覺得被貼上了標籤呢？

「只要是人，都有可能寂寞，亞斯伯格症的人，當然也需要感情。」我說。

「那……我，會寂寞嗎？」他問。

我一時啞然。

我突然覺得，過去這段時間，我似乎太把他當成一個不懂得情感的人，卻可能忽略了他敏感與需要陪伴的那一面……

「會的，你也會寂寞，你需要朋友、以及男朋……」

不等我說完，鞠也就拿出了一本書。「所以看這本可以吼？照上面這樣做他應該就會愛上我了。」

我看著這本破舊的書，是從台北市立圖書館借來的，看起來應該已經絕版了——《**寂寞茱莉葉，如何擄獲他的心**》。

我當場從感性中被拉回現實。我跟他說：「當然沒有用啊！你完全找錯書了啊傻孩子。這本看起來是四、五十年前寫給異性戀女生看的書啊！」

「為什麼沒有用？因為我是瑪莉亞不是茱莉葉嗎？」他滿臉疑惑。

我覺得頭好痛……看來門診會談的確無法終止，只是會談主題大概要轉型成「成人亞斯伯格男同性戀的愛情入門」了……

❖ 異裝症

異裝症（transvestic disorder）是一個正式的精神科診斷，指一個人經由穿著另一個性別的裝扮（cross-dressing）感受到強烈的性興奮，而這些性衝動或性幻想必須造成當事人的苦惱，或損害其社會功能，才能稱為「症」。這個診斷絕大部分只會出現在異性戀男性身上，其中有一部分的人合併有戀物（fetishism）的情況，另一部分的人則偏好想像自己是女性。

因此，社會上大部分的扮裝行為其實都不是異裝症。尤其在動漫界盛行的cosplay（角色扮演），雖然常有扮演不同性別的coser（扮裝者），但此文化絕大部分都跟常人認知的性興奮無關。本文中的瑪莉亞亦非異裝症的情況。

07 /

同志重考班

我發現，他把門診當成了同志重考班，
他需要一些時間消化大量的應考資訊。
而我也知道，他的治療不是從診間才開始，
也不會是離開診間就結束。

他第一次踏入gaybar的時候，像是上台表演卻穿錯了鞋，腳步踉蹌，走位失據，坐立難安。帶他進gaybar的朋友也覺得羞恥莫名，丟下了他，抽菸去了。

如果那位真的算是他朋友的話。

時間往前倒轉兩個月，他鼓起勇氣下載了同志app。人生中第一次看到這麼多活生生的gay——其實也不能說是活生生，畢竟依然只是網路上的檔案，而且事後回想起來，這些檔案陳列在app上面一格一格的大頭照，倒比較像是靈骨塔，並不生鮮，只是塔位的肉色瀰漫而已。

他在app上不敢放自己的露臉照片，只放了一張北海道函館的夜景，美不勝收。可惜交友app不是旅遊網站，放這種意義不明的照片，終究乏人問津。帳號開通後一週，只有收到兩個訊息：一個是app官方寄來宣導HIV防治，另一個是一萬多公里外身分不明的白人，照片袒胸露乳，胸毛繾綣反射著金光，只丟下一句「suck me?」，讓他驚魂未定。

他就是同志圈內被稱做「剛出道」的gay，什麼都還不會，什麼都還不懂，正浮游於都會同志的深海之中，還不知該如何呼吸。

對於大台北的年輕同志來說，這常常是必經之路，外面的世界已經發展到這麼燈紅酒綠，年輕小gay初出茅廬，常要花點時間了解世道，所謂社群文化是也。比較艱辛的是，他出道得太晚，以致於失去了年輕小gay的某些學習特權。

他現年二十九，逼近男同志圈內的三十大限（這是gay圈長年以來的都市傳說，有人在PTT上詢問幾歲以上該被稱為「老年同志」，最後得到眾數的答案是「三十歲」，瞬時三十歲以上的同志鄉民們厭世感驟升，淒風苦雨，綿綿無絕期，成為都市鬼話，怨念流傳至今）。以當今這個年代來說，二十九歲算是「出道」甚晚，出道晚的壞處在於：別人會以為他早該知道社群文化，面對圈內朋友有熟練經事的態度，殊不知他雖然二十九歲，卻剛剛涉世，「同志年資」太淺，甚至不如一些高中生。

高中、大學生剛踏入圈子時，常常已經有些校內的同志朋友，大家生活圈相近，要拓展交友圈也自自然然、呼朋引伴、無所畏懼。而他此時卻像念完研究所、當完兵、工作幾年後又回到重考班的學生，左顧右盼，卻找不到年齡相近但又一樣資淺的人，躑躅困難，只能自己摸索。

他只好自己上網找G片（男同志成人片），看著IG上的gay圈紅人動態，試著想要搭訕別人，蹩腳地開啟話題，狼狽地結束對答。最後他才終於得知大家都是用app交友。經過了三天三夜的心理建設，他終於下載了一個gay app，精挑細選了函館夜景作為檔案照片，然後沒人搭理。

他內心獨白許久，是否該主動出擊？靈骨塔上的眾人看起來涉世皆深，自己要是被吃掉怎麼辦?這樣的擔憂其實沒有持續太久,因為當他發現自己真的主動傳訊息給別人時,總是音訊全無。直到有一個網友回應他:「你不要一直丟訊息了,你沒看到我寫NPNC嗎?」

然後他問:「NPNC是什麼?」

對方根本不想再回應他,於是他自己上網搜尋,發現是「No Picture No Chat」。不放自己的相片,自然不會有人想跟他聊天。

難道大家都是只看外貌嗎?他在內心如此嗟嘆著,即便他沒注意到,他自己主動傳訊息搭訕的對象,也都是照片亮眼、外貌誘人的檔案,但gay app上如此現實的交友生態,確實讓他又躊躇了一番。

於是,他終於在app上放了露臉照片。他小心翼翼,在辦公室的時候就把露臉照刪除,離開辦公室五公里之外才敢把照片重新打開,以免被同事發現他是同志。

對了,他其實是一位國中老師。據他所說,他在學校非常低調,「絕對沒有人看出我是gay」。可惜機關算盡太聰明,gay app卻沒有這麼嚴謹。應用程式定位常有延誤,以致於他就算離開學校,校內的人打開同一個app,還是看得到他的檔案、他的露臉照。於是他就被一位男同事認出來了。

當然,這位男同事也是男同志(不然何必處心積慮下載app搜尋四周),同事拿著手機跟他相認，他一時之間尷尬不已。同事對他說：「其實我早就覺得你是了，只是你好像很ㄍㄧㄥ，我想說既然 app 上都看到了，就來相認一下好了。」

他深覺自尊心受損，心想：「早就被發現了？我難道看起來很像 gay 嗎？」雖然他資歷未深，但已吸收到不少圈內人的矛盾文化，既希望呈現「身為同志很驕傲」的態度，又希望別人說自己「一點都看不出來是 gay」。

在同事的好言相勸、百般安撫之下，他才終於願意面對相認的事實。很快地，他發現了有個圈內同事的好處，就是快速幫他補習了他落後多年的社群知識。

同事教他如何「正確」使用 gay app，如何分析別人的交友檔案，如何挑選比較吸引人的照片，如何能認識更多朋友……。同事也把他介紹進一群男同志國中老師的 LINE 群組，他忽然發現，原來有這麼多同事都是 gay！

隨著這些「gay 圈生活」的資訊量排山倒海而來，他忽然有種預感，相信自己很快就能認識人生伴侶，補足他二十九年來的空窗！於是他積極參與 LINE 群組裡的聚會，積極地把握每一個 app 上的訊息（當然，他也開始學會 NPNC，排除掉某些不值得期待的對話），學著如何「融入」這個生活圈。

終於，他從一位網友身上問到嚮往已久的 gaybar，他拐彎抹角地試探對方是否能帶他去，對方一口答應。

他興奮莫名，想到自己聽聞多年的gaybar終於能夠一探究竟。但他也頗為緊張，想像著裡頭可能發生的情況：會不會遇到認識的人？會不會有人對他上下其手？會不會遇到白馬王子一見鍾情、廝守終生？會不會……

千迴百轉，他決定先好好打點自己。他去染頭髮，還請設計師幫他理出精美的鬢角。他甩開眼鏡，練習了好幾天，終於順利戴上日拋式隱形眼鏡。他去百貨公司精心挑選幾件昂貴的襯衫作為「戰袍」，希望能在gaybar初體驗中一舉成功！

然後到了那個令人期待的週六夜晚，網友直接跟他約在夜店門口，他發現網友身邊還有幾個朋友同行。網友沒花多少時間跟他寒暄，就買了票，進到地下室去。他尾隨在後，學著買了票、學著到吧台點酒、學著微醺聊天……

等等！可是沒有人要跟他聊天啊！

他忽然發現這個險峻的事實：網友在gaybar中化身花蝴蝶，到處跟熟人打招呼，但他一個也不認識，網友全然沒有要介紹朋友給他的意思。現在他知道為什麼這個網友一口答應帶他到gaybar了，因為進到裡頭，對方根本忙著自己的交誼，沒打算理他。

他忽然成為失焦的人，想像中的興奮與緊張全都沒發生，只剩下恐怖的尷尬。夜店擠滿了人，但站在任何一個人旁邊都讓他覺得不自在，他覺得好像該開口找人聊天，但每個人看起來都已經很熱絡，一點打入的空間都沒有。當他終於鼓起勇氣向其中一個「看起來」比較和善的陌生人講話時，對方轉頭打量他的神情，彷彿在說：「這是哪一個鄉巴佬星球來的人？你憑什麼跟我們講話？你不覺得自己很沒禮貌嗎？」

這些眼神和潛台詞，在他的想像中越滾越大，儘管他用盡全力讓自己看起來自在一點，但尷尬感依然排山倒海而來。他只好又去緊跟著帶他來的網友，但網友似乎也發現他的緊張與凝事，敷衍他兩句後，自顧自地抽菸去了。

環顧四周，酒保談笑風生、個個亮眼；客人大多穿著吊嘎，開洞從腋下到腰際，肌肉爆現；牆邊有人正在綁人，有人正在被上銬；沙發上有人半夢半醒，舌頭正和別人打成一片……彷彿每個人都各司其職，沒事也找得到事做，只有他從四度空間來，連自己都不確定是否有人看得見他。

他腳步踉蹌，走位失據，坐立難安，撐不到一個鐘頭，就決定離開。夜店外早有守候的計程車，他想趕緊鑽向其中一台逃離現場，忽然想到：「我這樣從 gaybar 出來就上了門口的計程車，司機不就知道我是 gay 了？」於是他又火速改以步行離開，逃到兩個街區外，才敢重新攔計程車，結束這個羞愧又恥辱的一晚。

從此，他覺得去夜店的人都好可怕，他不要做「這種」同志。

✣ ✣ ✣

「我覺得這個圈子好複雜，大家都好不單純喔。」他說。

「某一部分的同志社群文化，尤其是都會區的，的確充滿市場競爭，而且需要很老練的社交技巧。但這不是同志文化的全部啊，你還是可以考慮從其他途徑找找看適合自己的交友方式。」我這麼跟他說。

他開始轉換方針，藉由自己在LINE群組裡認識的人，延伸去認識IG上其他的同志。而他也發現這種方式還滿有效的，原本以為大家不會輕易地加陌生人成為網友，但沒想到還有不少人來者不拒。於是他從中認識了許多新朋友，也遇到心儀的對象。

他發現自己大學時的學弟也是同志，而且現在竟然是個小網紅！學弟的IG有數千人追蹤，當他第一次滑到學弟的IG時，眼睛為之一亮。和學弟合照的男人們，要不外貌出色，要不就肌肉猛男。他覺得很不可思議，為什麼這些人平常不會出現在自己的生活周遭，卻全部匯聚在學弟的IG中？

「社群軟體就是把人的世界分隔開來，讓你誤以為世界就只有這個樣貌，簡單來說就是同溫層啦。」我跟他講。

但學弟的同溫層太吸引人了，這是他生命中沒有見識過的世界。於是他藉由學長的身分，比較自然地和學弟搭上關係。他發現學弟還滿好聊的，而且似乎隨時都在網路上活動，每天都要發限時動態還有自拍照；而學弟的自拍照總是隨隨便便就吸引七、八百人按讚，尤其學弟和他養的貓合照時，按讚數必然突破千人！

更不可思議的是，學弟竟然答應跟他約會。

「我那時候覺得，真的太難以想像了，我原本不抱什麼希望，沒想到他比我還要積極。」他回憶著。

但這也是為什麼，他後來出現在我的門診中。

事情進展得飛快，第一次約會，學弟就對他告白，他覺得這實在是天上掉下來的禮物，於是也點頭答應交往。但學弟又說，因為自己是網紅，所以不方便公開交往的事，希望他能體諒，在外還是得裝作是一般朋友。他雖然覺得不太對勁，但又告訴自己：可能是網紅的世界壓力真的很大，就像藝人一樣吧，如果被粉絲發現有男朋友，粉絲就會生氣了。

於是他們展開一段「無法在任何人面前承認」的交往。交往的過程中，他無法在有外人的場合牽學弟的手，或是有肢體的碰觸，甚至只有他們兩個人的時候，他也發現學弟似乎不太喜歡他的擁抱，更遑論親吻。

而他也發現，學弟的經濟狀況不太穩定。學弟雖然也是師範體系畢業，但後來沒有從事教職。他問學弟在做什麼，只說是自由業、代理團購、接網路上的業配文之類的。但學弟的開銷頗大，常需要買衣服、上高級餐廳、品酒，這讓他覺得有點吃不消，因為幾乎都是他在付錢。

直到交往的第二十七天，他忍不住看了學弟的FB訊息記錄，才發現他不過是學弟同時交往的三個對象之一罷了。

他們的交往，也就終止在這第二十七天。

因此，憂憤難平的他，來到我的門診，細數著從下定決心「出道」以來的日子，遭受了多少衝擊、多少疑惑、多少挫折，直到學弟的事件擊垮了他。

他在「出道」後經歷了太多現實的洗禮，這些對他來說，可能是一種認識人生的方式，也可能對比出他過去生活的單純樣貌。但是畢竟速度太快，囫圇吞棗，以致於他一路暈船。

我發現，他把門診當成了同志重考班，他需要一些時間消化大量的應考資訊，而我也知道，他的治療不是從診間才開始，也不會是離開診間就結束。這些獨特文化的模擬考，一次又一次，讓他在踉蹌之中重新形塑自己。

希望終有一天，他能夠找到自己的樣貌。

❖ 男同志交友 app

自從智慧型手機普及之後，交友 app 也應運而生，男同志交友 app 從最早流行的 Grindr、到稍後興盛的 Jack'd、Hornet，乃至特定族群設定的 GROWLr、Scruff，或是以速配為模式運作的 Surge、Tinder（不僅限同志）等，發展多元且持續擴大。

交友 app 的使用者介面多以定位距離從近到遠排列，呈現一個個交友檔案照，每個人在交友檔案中附上自我介紹、以及更多的照片或社群網站連結。交友 app 反映了當代快速交友的文化，當然，這種運用科技交友的方式也不僅限於同志，而是非常廣泛地影響所有族群。

交友檔案中的用詞，呈現了某些同志族群長久以來累積的行話，例如：

Top：即「1號」，指性行為當中性器插入者的角色。

Btm：bottom 的簡寫，即「0號」，指性行為當中被插入者的角色。

Vers：versatile 的簡寫，即「不分」，可以當1號也可以當0號的意思。

熊族：指體型壯碩且體毛鬍子較多的男同志。熊族在東西方的外型意象上略有不同。此外，也有人用狼、猴、豬等不同動物形象來描述某些樣貌的 gay，只是使用普及度不如熊族來得高。

蝦族：指身材很好，但是臉長得不好看的人，和蝦子一樣「把頭拔掉就可以吃了」，這個名詞不僅只同志使用。當然，不太可能有人在自我介紹中說自己是蝦族。

我不C也拒C：C指sissy，即娘娘腔，意思是說「我不是娘娘腔，也不想找娘娘腔的人」。「我不C」大致上沒有實證意義，但呈現了男同志社群仍存在強烈的陽剛焦慮之事實。

08 ╱

魯蛇人生

我沉默了一陣，我知道他講的都是事實，

我又想到《蒼蠅王》的荒島。

在荒島上，生存已非易事，何來規劃人生？

對很多人來說，人盡其才，

只是一種奢侈的想望。

第一次門診，我沒機會見到她的人。

我正在與前面的個案會談時，診間外面傳來此起彼落的叫囂和謾罵聲。

「該不會是掛我門診的病人吧？」精神科醫師內心的警報聲開始作響，但眼前仍有人需要談，好奇心只能一瞬。

叫囂漸歇，又過了幾分鐘，護理師敲我的門。「徐醫師，你有一個候診的病人，剛剛跟他家人吵架，在外面割腕，現在先送急診了。」

「啊……果然是我的……」就像是日本的廣告會有很多心裡的俳句一樣，我的腦中彷彿也有人揮著毛筆寫下這句話。

隔次的門診，她終於出現，碩大的身軀，膚色黝黑，披肩而略帶油膩的頭髮，伴隨染髮後放任長出黑髮而出現的布丁漸層。她身著絲質的粉色衣服，裙襬及膝，因此遮不住小腿的紅豆冰。

她稱自己叫「塔娘」。

即使外型衝突，很難讓人不疑惑，但她全身上下最醒目的還是右手上數十道的割腕傷痕，刀刀深入，以致必須強加縫合，彷若百足蜈蚣爬滿前臂。有些疤痕奄奄一息，有些氣焰勃發，那些新鮮的傷，看得出是兩週前診間外的遺跡。

陪塔娘進來的，是她的繼母。

「醫生啊，我兒子一直說他想要變女生啦！你看他這樣，變女生能看嗎？」繼母進了診間，憂心忡忡地跟我說。

「誰是你兒子啊！」塔娘第一句話就嗆回去。

繼母趕忙說：「好啦好啦，每次這樣說他就不開心。醫生，不瞞你說，我是他的繼母，所以他一直不肯承認我是他媽媽……」

塔娘馬上又嗆：「我不是說我不是『你』兒子，我是說我不是你『兒子』！我說過多少次了，不要把我叫成男生！」她在關鍵詞上加強語氣。

這就是塔娘來診最大的困擾，身分證登記著「1」開頭的「他」，從小就覺得自己不是臭男生，但從來就沒有人認可過「她」。

塔娘忿忿不平地說，她國小就喜歡打中國結、編幸運繩，喜歡穿女生輕飄飄的衣服，喜歡粉紅色的鉛筆盒。但是這些美麗的東西，都成了她的不祥之物。「男生怎麼可以玩這些！娘娘腔！」爸爸這麼說，媽媽這麼說，老師這麼說，同學也這麼說。只有繼母沒趕上塔娘的小學生活，沒這麼說過，等繼母開始在她家生活的時候，塔娘已經不再管別人怎麼說了。

塔娘說，她從小就是骨架粗大的「男生」，排隊總是得排在男生隊，而且都是站最後一個，但她每次都想排到女生隊裡。

國小有一次體育課，她真的偷偷走到女生的隊伍中，可是醒目的身軀馬上就被發現，引來女生一致追殺：「你幹嘛啊，臭男生走開啦！」緊接著男生一致訕笑：「過去啦！娘娘腔，去排女生那邊啦！」

因為同學間的嘲弄聲實在太大，體育老師也發現了。一問之下，體育老師馬上做出決定：「看來我們有同學不知道自己是男生還是女生，那我們就讓他排在最前面，讓大家幫忙檢查看看他是男生還是女生。」

於是她被推擠到隊伍最前面，更突出、更滑稽，窘態畢露，全班公審，不男不女身分定讞，加上人高馬大，於是不知從哪裡竄出個聲音大叫：「罐頭塔！」於是「罐頭塔！」、「罐頭塔！」這樣傳頌下去。

從那一天開始，她就變成同學口中的「塔娘」。

這一幕，彷彿成為她人生的縮影，一舉一動，都是別人眼中醒目的治喪之物，廉價又刺目。

「反正我就跟罐頭塔沒兩樣，跟死人最搭。天氣熱、太陽一曬的時候，罐頭塔還會爆開，流出糖水，嫌到沒人要。」她一邊擦汗，一邊問我診間空調能不能再開強一點。

國中的時候，她發覺自己不但毛髮變粗、聲音變破、皮膚變油，還膨脹了她萬萬不能接受的陽具！每天早上的勃起總讓她憤怒不已。「這種不該是我的東西，為什麼不會自己斷掉?!」

但國中時最險峻的不是那些難以阻止的性徵成長，而是周邊跟著雄性賀爾蒙勃發的男同學。校園是適應者的花園，是不適應者的刑場，她就是堂而皇之的標靶。那些亟欲證明自己男子氣概的同儕，總不吝於在她身上尋找對比，拖到陽台、拖進廁所、拖去學校後山，重擊大塊頭娘娘腔到體無完膚，以茲證明。

「我都分不清楚我到底是臭男生還是臭女生了?對，我就是女生眼中的臭男生，我就是我自己也討厭的那個臭男生!我也是那些臭男生眼中的臭女生，被打活該啊!」

她說，成年之後，連她都叫自己塔娘。我看她這麼自嘲著，卻又跟某些擅長自我解嘲的人不太一樣。她是真的恨，恨到連自嘲也不足以再多傷她幾分。

學校就像《蒼蠅王》[1]所在的荒島，塔娘被折磨多年，狼狽逃離。可惜外面的世界是連貫的，學歷不佳的她，換了好幾個工作，最後只能靠粗壯的身材在工地做粗工。

她知道，如果要成為一個「真正的」女人，她需要到醫院動手術。但她也知道，動手術所費不貲，以她的薪水根本負擔不了。所以，她只好帶著繼母來醫院，希望繼母能

註1——《蒼蠅王》（Lord of the Flies）是威廉．高丁（William Golding）於一九五四年出版的小說，描述一群被困在荒島的兒童，發展出來原始的權力與野蠻關係。威廉．高丁因此書獲得一九八三年的諾貝爾文學獎。

答應幫她出這筆錢。

雖然她和繼母的關係並非親密，但繼母反倒沒有出現許多父母親悲催的憤怒。繼母對於塔娘能否傳宗接代沒這麼介意，但對於「跨性別」這件事也著實不了解，因此雖然平時經常講錯話、惹她生氣，卻也願意陪她來就診，看看究竟。

塔娘每次來，幾乎都有說不完的憤怒：

「我不是穿女裝會興奮，我不知道為什麼別人都以為我是CD（扮裝者），我看起來這麼像變態嗎？我不是CD，我討厭CD！我覺得穿女裝就是自己該做的事，不是因為穿女裝會爽！

（雖然我覺得她對CD也有許多誤解，但這不是解釋的時間點。）

「我就是羨慕又嫉妒原生女有子宮，可以生小孩！我下面長那個是什麼東西！

「我穿男裝的時候就會想把衣服扯掉！要是有人叫我先生我會瞪他！只要有人叫我小姐我就很開心，但是我轉頭過去他們就會嚇到。

「我知道為什麼我越來越容易生氣了。我從看到我堂妹結婚、生小孩之後，就覺得她的人生都上了軌道。但是我呢？我三十五歲了，有什麼？還是只能穿這樣，穿這種我不喜歡的衣服，長這種人不像人、鬼不像鬼的樣子，工作沒有前途，什麼都不會，我就隨時可以報廢了啊！

「對！我就是魯蛇！

「我看到路邊的人就氣，每個人看起來都很正常的樣子，他們的人生看起來都很上軌道啊！女生就是女生的樣子，我一輩子都不可能變成那個樣子！

「我看到下面多出來的那根水管就想吐，我當男生就像是戴面具，很假！

「我們那個是什麼鬼公司！在這種地方，以後有希望嗎？我都跟新人說，你以為等你五十歲的時候，他們還會請你？同樣的錢，他們幹嘛不去請一個二十歲的人？你對他們來說就是垃圾！隨時都可以丟掉！

「老闆叫我剪頭髮，說有礙觀瞻，這就是踩到我的地雷！拎鄒嬤就是不可能剪，下個月發薪水出來，我就把它花光走人！

「台灣的老闆都是人渣！」

其實聽塔娘罵人，常常覺得蕩氣迴腸、字字到位，有時忍不住為她表達憤怒的豐富詞彙叫好。

我忽然想到，塔娘在醫院做的智力測驗，語文智商高出一般平均值許多，因此忍不住好奇，語言能力這麼靈活的人，為什麼在校成績和她的智商有這麼大的落差？

「啊，你不懂啦！你要是在學校每天被人欺負、被人霸凌、被叫人妖、被揍，你每天只會想要逃走，念書念個屁！」

我沉默了一陣，我知道她講的都是事實，我又想到《蒼蠅王》的荒島。在荒島上，生存已非易事，何來規劃人生？

對於很多人來說，人盡其才，只是一種奢侈的想望。

塔娘看到我沉默，忽然也慢了下來，緩緩跟我說：「醫生，其實我也知道，現在就算我繼母幫我出錢，把我下面剪掉，我也不會過得比較好。」

我點了點頭，這是我原本還不敢向她開口的議題。

「多那一根、少那一根，我都還是魯蛇，我還是長這樣，我還是這麼大隻，我還是沒氣質，我還是只能做現在的工作。

「雖然我一開始來找你，是真的想要變性沒錯，但是每次來看診，找你罵一罵人，罵久了，心裡比較爽了，我也知道要面對現實。這個社會上的人，不會沒事看你下面長怎樣，他們還是看你的外貌、看你的長相。我長這樣，就算身分證換成女生，他們還是把我當變態。

「我現在，還是只能乖乖工作，到公共場所也只能上殘障廁所，只要手腕上沒有新傷口，對我來說就很不錯了。」

其實塔娘心裡已經想得很透徹，不需要我多事指導，她的人生經歷，比我的千言萬語更有意義。

這時，我問她，為什麼第一次原本要看我門診的時候，卻在診間外忽然割腕？

塔娘一口氣嘆了很久，才終於開口。

候診時，她看到一個女生，同樣坐在診間外，高挑的身材，穿著極短的熱褲，露出漂亮的美腿，還有明豔動人的瓜子臉。她忍不住嘟囔：「要是我天生長這樣，就不用來看精神科了。」結果一旁的繼母也忍不住說：「啊……我就說啊，就沒有長這樣，你還是不要去變性啦。」

於是，嫉妒承載著怨氣，被這句回話引爆燃點，怒火一併攻心。她早已無法用言語回應這種看似為你好的勸誡，既然口不能言，就以鮮血代理，從手腕迸裂。

接下來就是診間外的一陣叫囂，到急診縫傷口。

我聽完她的述說，回想那天的門診。我不忍說的是：候診區那個漂亮的女孩子，有可能也是一位跨性別，是另一個正在擺脫男人身體、穿越社會對於「女人」的狹窄想像的「姊妹」。

只是這個姊妹太「成功」，以致於沒被發現。光是嫉妒天生的女人就已經夠讓塔娘心碎了，如果她知道，近在咫尺，有這麼一位連跨越性別都比她輕鬆優越的勝利者，我不知道她還能不能安於「手腕上沒有新傷口」這種樸實的成就。

我不想這麼武斷地說，人生中的哪些條件一定是幸運或者不幸的，「成為」一個女人、被社會緊緊盯著審視的「女人」，那些纖細、那些平滑、那些玲瓏、那些窈窕、那些藏在男女互動中若隱若現的優勢與劣勢，可能都是令塔娘豔羨的天賦，卻也是許多人的詛咒。

但這無法同理塔娘正在面臨的苦痛。

「你是左撇子吧？」我問。

「對，你怎麼知道？」塔娘對於我天外飛來這一句，楞了一下。

「因為你的割腕傷口，只出現在右手臂。」其實這是很容易推斷的事。

我對塔娘說：「我常常在想，割腕這件事，為什麼這麼不公平？」

塔娘露出疑惑的眼神。

「明明是心裡的痛，卻用身體的痛來抒解。明明雙手都是自己的，我們卻總是用慣用的那隻手，來傷害弱勢的那隻手。就好像，我們也常常想也沒想的，就用社會上慣用的想法和價值觀，來傷害這個不主流的自己。」

塔娘看著自己的手腕，那些扭動纏結的疤，蜂擁地聚集在右手上。

我們的門診，難得沉默這麼久。

❖ 變性者

在跨性別社群中有兩種常見的分類：扮裝成異性者（cross-dresser，簡稱CD）、變性者（transsexual，簡稱TS）。

然而，跨性別族群是非常多樣的，這樣的分類其實不具體，也並非界線分明。現實中，大部分CD並不想要變性，而TS則大部分會邁向符合自己心理性別的裝扮。也因為其中的心理狀態各有差異，甚至有時會出現彼此看不順眼的情況。

要特別強調的是，不論是CD或TS，皆不等於心理變態。一個人是否會危害他人，與個人的性格有關，而與性別表現或性別認同無關。跨性別族群經常是性暴力的受害者，而鮮少是加害者。

對於變性者來說，變更外型、打扮、性徵或法律性別都是漫長的道路，即使費盡千辛萬苦，經由醫療及法律途徑得到屬於自己的性別身分，也常常因為先天樣貌不符合社會的審美觀而備受歧視及誤解，因此比一般人更難以得到穩定的工作或經濟能力，這也是長期被忽視的人權議題。

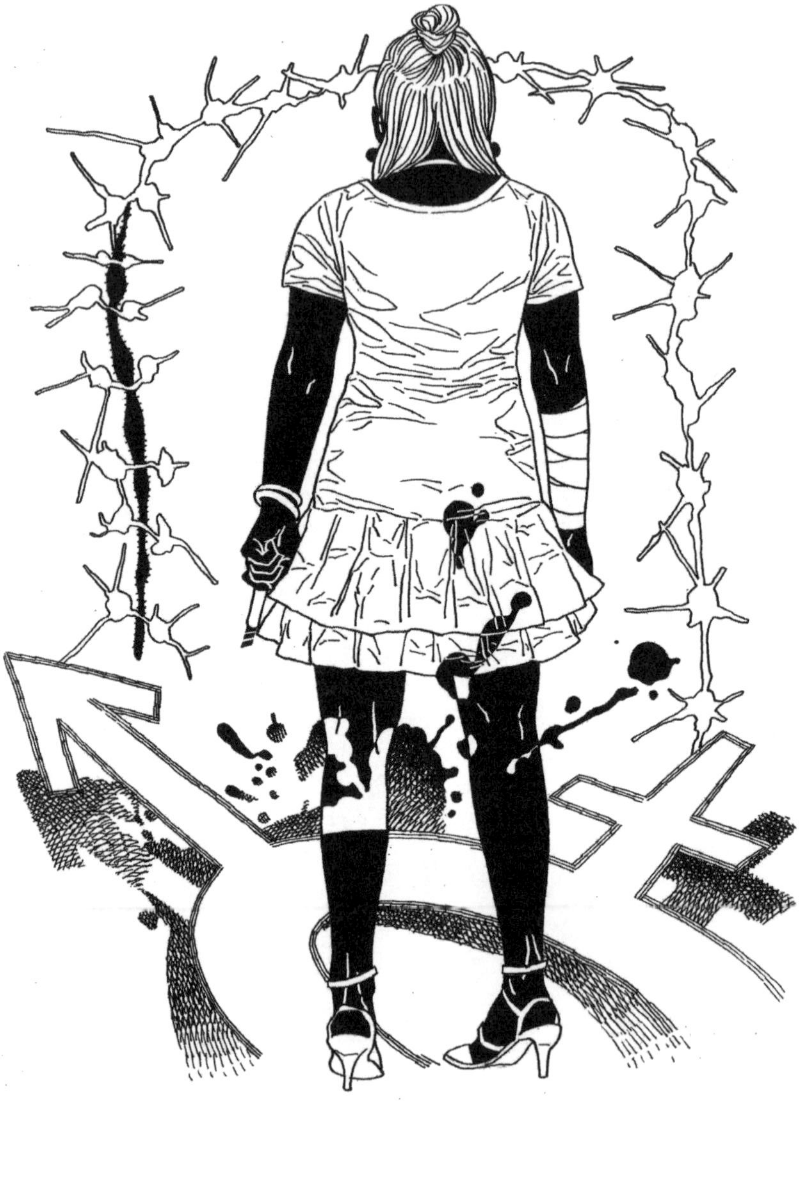

09 ╱

一首搖滾上月球

這些特殊的孩子們，背後不只有偉大的媽媽，
還有那些經常隱身起來、不輕易表露情感，
但是內心柔軟又堅毅的爸爸們。

「連我都不知道我們家的鎖碼頻道要怎麼看，他到底是怎麼解開的？」阿全的父親在我的診間露出不可置信的表情。

我看看阿全病歷上的診斷：智能不足。理論上，如果沒有強大的驅力，他應該沒有能力做到這件事。

阿全，二十歲的大男生，外表卻顯得比實際年齡更加稚嫩，甚至也正如他的智力表現，臉上帶著一種憨傻的氣息。他原本因為癲癇而長期在神經內科就診，但最近阿全的爸爸向神經內科醫師講了他的擔憂，因此被轉介到我的門診。

「他為什麼想跟人做那種事呢？」阿全的爸爸又氣又惱。

所謂的「那種事」，就是阿全想跟人發生性關係，但不是跟女生，而是跟男生；再說得精確一點，是跟「中老年的男性」發生性關係。

半年前，阿全的爸爸是完全想像不了這樣的事。阿全就跟一般智能障礙的孩子一樣，從小在一個受保護的環境下生長。高職綜合職能班畢業後，他進到庇護工廠，每天做兩小時簡單的手工，參加身心障礙者的合唱團，假日開心地練唱。

小時候，阿全的爸媽也曾為了這個孩子有許許多多的煩惱，但到了現在，他們只覺得孩子能夠平平安安地生活，像家中的小天使一樣，這樣就很好了。

可惜的是，真實人生中，天使也會長大，天使也有青春期，天使也有愛慾的對象。

青春期的時候，阿全如果在公眾場合摸自己的下體，就會被嚴厲制止，久而久之，阿全也學會這種事只能在房間裡、廁所裡做。所以阿全會自慰，他的父母不是不知道，即使有時會弄髒床鋪、廁所，阿全的父母也不會多說什麼，就默默地清理乾淨。因為天使是潔淨無瑕的，那些灑得到處都是的黏液，不會是天使的……至少在家裡不說、不談，天使就不會被推落祭壇。

但是，許許多多智能障礙者的家長，總有一天，還是要面對孩子無法只靠自慰來宣洩慾望。阿全的父親也在經歷這個難關，只是他們的難關更進一步：阿全是同性戀。

這半年來，阿全的家人開始發現事情不太對勁。一開始是鎖碼頻道，阿全不知怎麼竟然有能力解開，深夜時開著鎖碼頻道觀賞，聲音大到家人醒來，赫然發現他在客廳裡自慰。

但是鎖碼頻道畢竟只有異性男女的節目，因此家人不知道阿全的性向。直到後來發現阿全常有ＦＢ來電，但來電者都是不認識的人，才覺得事情可能超乎他們的預料。

「他的生活很單純，ＦＢ上的朋友就是以前的同學和庇護工廠的朋友，都是我們認識的人。可是這幾個月，他開始會去加一些不認識的人，我們後來一看，發現都是一些四、五十歲，甚至更老的男人。我女兒才跟我們說，她覺得弟弟應該是同志……」阿全的爸爸一邊講一邊搖頭。

接著，阿全的姊姊和父母開始察看阿全的ＦＢ對話記錄，發現他會去搭訕ＦＢ上不認識的男性，問對方要不要做愛、喜不喜歡他的屁股，其中有好幾個人真的回了訊息，而家人也從這些訊息當中發現，阿全已經跟不只一個男人發生過性關係……

阿全的爸爸趕緊帶他去醫院檢驗性病，雖然結果都是陰性，沒有感染，但阿全的爸爸驚嚇不已，才會忍不住對當時的神經內科醫師說出這個煩惱。

我心裡想，這時候恐怕不是先處理同性戀的議題，而比較緊急的可能是阿全對於安全性行為的觀念。

我問阿全：「你有聽過保險套嗎？」

阿全點點頭。

「你跟那些人發生性行為的時候，你是當1號還是0號？」雖然日常生活中，貿然對一個人問這種問題並不禮貌，但在這個醫療場合，卻變成了必要的關鍵。

「我是bottom。」阿全說。我有點意外阿全是用英文回應我，但想想也不奇怪，如果他有跟其他同志接觸，的確很容易聽到bottom 這樣的用詞。

「你知道bottom 是什麼意思嗎？」我還是得確認他是否真的了解這個字。

「就是……別人插進我屁股裡。」阿全說得直白，坐在一旁的阿全爸爸，臉色也很慘白。

我繼續問：「那你知道保險套要去哪裡買嗎？」

阿全點點頭。

「哪裡？」我問。

阿全想了老半天，然後又搖搖頭。

我倒抽一口氣，轉頭問阿全的爸爸：「以前有沒有人教過阿全關於性行為的常識？」

阿全爸爸說：「家裡哪會講這種事，不知道學校老師那邊有沒有教？」

家裡不教，學校不一定教，學校教了可能還會被家長反對，這大概就是台灣現在性教育的縮影，比起三十年前依然沒有太大進展。

這麼重要的常識，既然都不可考，現在至少應該要教會他。

我對阿全的爸爸說，雖然爸爸最難接受的是阿全喜歡男人，但這件事已是事實，最迫切的依然是教會阿全如何注意安全與健康，所以請爸爸帶著阿全去便利商店學會怎麼買保險套，並且在阿全的背包裡放好保險套，以備不時之需。

「可是，這樣不就是在鼓勵他去跟別人做那種事嗎？」阿全的爸爸會有這樣的直覺反應，也的確是台灣家長的常態。

「就算不幫他準備好保險套，他也會去找人做那種事，之前不就是這樣了嗎？」我說：「阿全已經二十歲了，雖然心智年齡沒有到他真正的年紀，但二十歲的人會有的慾望，在他身上出現都很正常。保險套早該教了，沒教他怎麼用，他可能會感染疾病，反而得不償失。」

阿全的爸爸點點頭，雖然勉強，終究是答應了。

隔一次的門診，阿全和爸爸帶著保險套回來。

「你們有教過他怎麼用保險套了嗎？」我問。

「還沒……我們不知道該怎麼開口……」阿全的爸爸已經六十多歲了，其實他願意陪阿全去便利商店買保險套，已經克服了很大的心理障礙。對他來說，要對自己兒子進行性教育，恐怕是一件從來沒想過的事。甚至，我懷疑，阿全的爸爸也不一定完全清楚保險套的正確使用方式。

於是，我起身走去門診護理站，借了一根香蕉回來。

「阿全，你看，我們把這個當成是陰莖，你知道陰莖是哪裡嗎？」

阿全點點頭，指著自己的下體。

「對，如果跟別人發生性行為、很興奮的時候，陰莖就會變大，如果別人的陰莖要進到你身體裡，不管是嘴巴，或是屁股，都要戴上保險套……」我開始示範，如何打開保險套、避免弄破套子、如何分辨內外側、怎麼套上香蕉、射精後怎麼拔下來，以免精液溢出……

阿全很認真地看，阿全的爸爸也是。而我竟然在精神科門診教保險套的使用方式，忽然也覺得時空錯置。

「如果有人要跟你發生性行為、要插進你身體裡，一定要叫他戴上保險套，或者親自幫他戴上保險套，好嗎？如果你自己要插進別人身體的話，也要戴喔！」我叮嚀阿全。

阿全指著香蕉，只說了一句：「我沒看過這麼大的……」

我和阿全的爸爸面面相覷。

✢ ✢ ✢

暫時處理了保險套的教育，但是安全性行為不止如此，所以每次的門診，我都會問阿全的近況，趁機教他一些性教育或情感教育。但是，對於阿全的父親來說，一直有個難以跨越的障礙，就是阿全的同志傾向。

「他真的喜歡男生嗎？」阿全的爸爸每次都會重複問這個問題。

雖然以智力測驗和生活適應的能力來說，阿全落在智能不足的範圍，但不代表他真的什麼都不懂。尤其是「喜歡誰」這種純粹而自然的感受，更是騙不了人。阿全其實不只一次在我的面前、也在他爸爸的面前說過，他喜歡的是年紀大的男人，要有鬢角、有肚子，敘述得非常明確。他也說他對女生毫無興趣，當初解開鎖碼頻道，只是想看裡頭裸體的男人，根本不是要看女人。

「可是他是那種智障，他真的懂這些嗎？」阿全的爸爸開始追問。

「他會不會只是沒有跟女人做那種事的經驗，所以才以為自己喜歡男的？

「他會不會是被那些年紀大的人騙了，才會覺得自己是『那種』？

「醫生你如果確定他是同志的話，不要跟他講，不然他就會真的這樣相信了……」

他父親問的，都是同志的父母親常問的問題，不一樣的是，因為阿全是智能障礙者，所以他的自主性更被弱化了。阿全說出來的感受、阿全的情慾，都因為「智能不足」的標籤，被認為只是「不懂事」的結果。

我向阿全的父親說，解開鎖碼頻道、去FB上面搭訕別人、描述自己喜歡的人，這些都是阿全主動去做的事，從過去的種種跡象看來，也都不是別人教他的。雖然阿全的生活能力比較弱、心智能力也不到實際的年齡，但關於他自己的慾望，只有他自己最清楚，他沒有必要說謊啊。

為了阿全在網路上跟人約砲的事，家人和他發生過好幾次爭吵，阿全的母親甚至刪除了他的FB帳號，但阿全馬上又會開新帳號，搭訕更多人，這種行為在父母眼中簡直是放浪形骸，阿全的父母對於網路世界只感到恐怖莫名。

我和阿全的父親討論，性慾這件事，靠圍堵一定沒有用，尤其在這個時代，父母親也毋須幻想自己有可能掌握孩子的網路行蹤。阿全的確有性需求，我們只能務實地討論該如何疏導他的性需求，才不至於讓他暴露在危險之中。

花了很大的力氣，阿全的父親終於接受這個事實，於是他在阿全的房間內裝了電腦，讓阿全自己去下載成人片。阿全的父親原本還擔心阿全不知道怎麼下載，因為他的智商還停留在小學生的程度，殊不知，現在的小學生都懂怎麼在網路下載各種東西，程度遠遠超過他們的父母。

阿全當然下載的都是男男之間的情色片。剛有屬於自己的電腦時，阿全的確很少再上網約砲，多半是自行在房間解決性需求。但也正如大部分的男性一樣，情色片雖然能夠滿足一部分慾望，但是真人的吸引力依然無法取代。過了幾個月，阿全的父親發現他的ＦＢ帳號又開始活躍起來，上面充斥著陌生男性的對話。

阿全對於ＦＢ的隱私一直都不太在意，因此家人可以輕易看到他的訊息記錄。父母親對於這些露骨的訊息相當難以接受，中間夾雜著許多對於同志的反感，因此在家中經常會出現辱罵同志的語言，罵阿全：「不要這麼變態！」「跟那些色老頭搞在一起會得花柳病！」

阿全覺得受盡委屈，但面對父母時也不甘示弱，因此經常互相咆哮。

有一次回診，阿全帶來自己寫好的紙條給我：

一、麻煩醫生協助與爸媽溝通，讓我在家中不會有受歧視的感覺。
二、請問醫生自己需要做什麼，幫助自己與父母建立溝通管道。
三、請問醫生，是否有類似情形的家庭可以安排會面，協助我？或者是否有院外資源可以幫助我？

這三個問題，完全沒有錯別字，甚至用字遣詞相當成熟，幾乎讓我再次懷疑阿全真的是智能不足嗎？

我與阿全的父親商討，願不願意更了解同志的情況，我可以幫忙介紹其他男同志的家長和他們見面，或者經由台灣同志諮詢熱線協會找到同時是身障者的同志和他們聊聊。阿全的父親相當遲疑，一方面他仍然不想承認阿全就是同志，另一方面是，他覺得身障者和智能障礙者的處境還是有很大的差異，他不覺得這樣有幫助。

無可否認，身障者和智能障礙者所面對的狀況的確不同，但我還找不到智障者同志的家庭。這個社會，智能障礙的同志似乎消失了，難道同志沒有智能障礙者嗎？當然有，但是更無法浮上檯面，更沒有任何的發語權。

阿全的父母親也有加入智能障礙者家長協會，在協會中也經常討論到孩子的性議題，這是許多智能障礙者家長共同的煩惱。但阿全的父親說，在協會中從來沒有人談過同志的議題，也讓阿全的父母親不敢提自己的孩子喜歡男性，當然就沒有任何討論的空間。

阿全的爸爸因為擔心阿全又趁他們不注意時外出約砲，所以辦理了提早退休，全心全意陪伴阿全。每天跟著他去庇護工廠、跟著他下班、跟著他去練唱，假日帶著他去踏青……阿全的爸爸盡心盡力，希望能夠讓阿全過著「健康陽光」的生活，但是這對阿全來說反而變成了束縛，他只希望能夠擺脫爸爸的陪伴，讓他能有自由的時間去「認識新朋友」。

在此同時，我也正在尋找其他的資源，希望能夠幫上一些忙。

我找到「手天使」的團隊。手天使是一群以實踐性權為理念的義工，用手幫重度身障者自慰，希望能讓身障者長期被剝奪的慾望得到一些自由。

手天使的服務不限性傾向，因此可以由男義工服務男性的申請者，但是僅限肢體障礙者和視障者。雖然我知道智能障礙可能無法列入他們的服務範圍，但仍然嘗試一問。討論的過程中，的確面臨到許多智能障礙者在「性權」上的限制，尤其是社會和法律規範中，智能障礙者的自主行為能力相較於肢障者更不受肯定，也讓手天使義工們有觸法之虞；另一方面，智能障礙者可以自慰，因此相較於重度肢障者，對於手天使的服務比較沒有那麼迫切，對資源及人力相當有限的手天使而言，智能障礙者的服務目前難以列入。討論下來，只能暫時打消這種可能性。

下一次門診見面時，阿全的父親顯得徹底挫敗。

阿全白天都在父親的看管下活動，原本以為滴水不漏，但阿全打聽到同志三溫暖，就在家人都睡著的深夜，自己跑出門尋歡去了。

性慾，永遠無法用防堵的。

那次的門診，我已經記不清楚阿全的父親講了多少喪氣的話，只見阿全始終低頭不語，彷彿做錯事的孩子。

離開門診前，阿全塞給我一張邀請卡。那是他參加的合唱團成果發表會，就在週末。

成果發表會布置得溫馨可愛，舞台精心設計，讓各種不同障礙別的表演者能夠順利上台。原來這個合唱團的成員不只有智能障礙者，還有各種身心障礙的孩子。裡頭有肌肉萎縮的患者坐著他們的「戰車」排成一排；有氣切的病人暫時塞住氣切口，努力吐出歌詞；有舞蹈症的孩子一邊唱歌一邊抽搐；有罕病兒的爸爸媽媽兄弟姊妹一起表演，當然也有好幾個小孩像阿全一樣，嘴唇厚厚的、一臉稚嫩，邊唱邊搖擺，笑得開懷。

我想到那部紀錄片《一首搖滾上月球》。這些特殊的孩子們，背後不只有偉大的媽媽，還有那些經常隱身起來、不輕易表露情感，但是內心柔軟又堅毅的爸爸們。成果發表的最後，是家長們的大合唱，我看到阿全的爸爸，也跟著大家盡情高歌。

這場音樂會上，就算唱破了音，也沒有任何人會被怪罪。唱歌是為了純粹的快樂，不在於最完美的演出，也不在於唱出社會上覺得最好聽的音色。

那「性」呢？性也可以純粹是為了快樂嗎？

如果一個人的性慾望不符合社會的期待，如果這個人也不是最完美的樣子，甚至是一個智能障礙者，他還可以擁有性的愉悅、性的權利嗎？

我知道這個問題太刺痛，對大部分的家庭來說，他們寧可選擇永遠不要去面對這個問題。

音樂會結束，我跑去後台看阿全，他的眼睛笑成一條線，說：「醫生你真的來啦！」但他的聲音已經唱到嘶啞，於是很不好意思地先去喝水。我和他爸爸聊了一下，爸爸說他今天嗨翻了，我看爸爸的心情也好了許多，跟平常為了種種困擾而來看我門診的那個父親很不一樣。

音樂會後兩週，阿全的爸爸再度帶他回診。阿全這次看起來相當開心，我不禁好奇發生了什麼事。

阿全的爸爸說，自從阿全深夜跑去三溫暖之後，他終於明白，不管再怎麼做，他都無法一輩子管制這個兒子。雖然他一直把阿全當成小孩子，但這個小孩子也已經二十歲了，阿全的爸爸四十多歲才生下阿全，再怎麼照顧他、看管他，都是有限的。

「我跟阿全聊了很久，他自己說，希望能夠找按摩師傅來家裡。」阿全的父親說：

「我聽他講了之後，大概知道他說的這種男生專門幫男生按摩的師傅，會幫忙做什麼。我想開了，至少是找人來家裡頭幫他……幫他發洩，比起他在外面亂找人，應該安全一點，我們也在家，對方應該不敢騙他，就……就這樣做吧。」

我很意外，阿全的父親願意接受這個選項，雖然這的確可能是現在最有機會解套的方式，但對於阿全的家人來說，應該還是一個很大的價值觀衝擊。

我一直都相信人是能長出力量的，不只是身心障礙者本身，我們經常看到的是身心障礙者的家長，不得不拚命長出力量，才能去面對各種生活上的難關、成長中的挑戰，還有社會的壓迫與藐視。

阿全的爸爸六十多歲了，他以前從來不知道同志是什麼，現在，他不得不面對自己的孩子。他也正要登陸月球，為了孩子，阿全的爸爸鼓起勇氣，跟著孩子一起飛向這個未知的世界。

❖ 手天使

「手天使」是關心障礙者的性權益團體，並不限於同志族群。歐美許多國家有性義工組織，日本也已有白手套等團體來服務重度身障者的性需求。在台灣，從二〇一三年開始組成本土第一個性義工團體「手天使」，用手幫受服務者自慰，服務對象限於領有重度身心障礙手冊之肢體障礙者或視障者，全屬義工性質，不需費用。但在社會爭議性與法律限制影響之下，必須維持小型編制，能提供的服務人數及次數相當有限。更詳細介紹可參考網站：http://www.handangel.org/

10 ╱

我再也不會看我男友的手機了

「你會再偷看你男朋友的手機的。

偷看另一半的手機，就像是施打海洛因一樣，

做過一次就會成癮了。」

「才不會！我愛他。」

其實在安德烈被轉來我的門診之前，他的個管師[1]已經為他做了許多諮詢與輔導。安德烈在三個多月前得知自己感染了ＨＩＶ，一開始他對這個疾病並沒有一般人強烈的恐慌感，一來他知道現在的愛滋病治療相當進步，二則他從自己的性生活經驗，知道總有一天可能會成為感染者。

但對安德烈來說，最大的難關，其實是怎麼跟他的男友啟齒。

安德烈的男友並不是ＨＩＶ感染者，也就是說，將病毒傳染給安德烈的，是他外面的砲友。對於安德烈來說，向自己的男友坦承感染這件事，等於坦承自己出軌，而且他也不確定男友是否能接受感染ＨＩＶ的自己，因此這個「出櫃」的過程，對安德烈來說更加困難。

安德烈的個管師是阿条，她是一位嫻熟愛滋感染者事務、經驗相當豐富的個管師，而這也不是她第一次處理愛滋感染狀態相異伴侶（或稱血清相異伴侶 Sero-discordant couple，指伴侶其中一人為ＨＩＶ陽性、另一人陰性），因此她陪著安德烈分析他們伴侶間的狀態、他們過往對於出軌關係的態度、男友對於ＨＩＶ的恐懼程度。她也陪安德烈設想了最壞的情況。就在這樣左右為難快兩個月之後，安德烈決定向男友坦承。

據安德烈事後的描述，他男友剛得知這個消息時，雖然免不了震驚，但很快就壓抑下來。接著他們歷經一整晚的糾結、呢喃，深夜互訴情衷，王子徹夜未眠。就在天剛破曉，安德烈的男友講出了偶像劇一般的對白：「我愛你，不會因為你生病就改變。」

然後男友握住了安德烈的雙手，手心的炙熱緊緊包覆，吐出經典台詞：「我要我們一輩子在一起。」

這時候天空撒下玫瑰花瓣，畫面冒出了粉紅泡泡，小天使從左上方和右上方飛出來敲鐘，兩個人一起柔焦，王子和王子從此過著幸福快樂的生活……（好啦，這是醫師聽到這段劇情之後自己後製的特效）。

才．沒．有。（特效撤掉！）

如果硬要比較偶像劇和鄉土劇的話，偶像劇依然比較脫離現實。現實的狀況是：安德烈聽到男友的溫柔話語，感動不已，與男友相擁而泣，就在他自以為放下心中大石，確認對方是一生真愛之後（兩天），安德烈就忍不住偷看了男友的手機。

然後就發現了男友劈腿的事實。

安德烈在我的診間痛哭控訴：「我以前是不會去看我B（boyfriend）的手機的，我

註1——「個管師」是個案管理師的簡稱，在醫療體系中負責管理個案，協助醫師、醫療小組與病患間的溝通，訂定治療計畫與目標，確保個案如期完成檢查與治療，或提供諮詢服務。

都很信任他！我也以為他很愛我，他不是說要跟我一輩子在一起嗎？他竟然……竟然是跟我的朋友約出去！」

陪在一旁的阿条，遞了張面紙給安德烈。

「那是我的朋友阿虎欸！阿虎這種人他也要？我真的沒想到阿虎是他的菜！他之前跟我說，下個月三號是他爸爸生日，所以要回高雄幫他爸爸慶生，我才覺得奇怪，我們交往這麼多年，怎麼都沒聽過他有回家幫爸爸或媽媽慶生，怎麼今年忽然要去？」安德烈用力一擤，鼻涕劃破面紙，灑向診間的桌面，顯然一張面紙的厚度不夠包裹他噴射出的怨氣。

我把旁邊整包平版衛生紙推到安德烈面前。

「我越想越不對，到了晚上，我趁他去洗澡的時候，我就……我就拿他的手機來看。他那個白痴，手機密碼就是1234，兩年都沒換過，我早就知道了，以前只是不想去偷看而已。果然！什麼慶生！那天他根本是要和阿虎去花蓮玩，幫洨慶生啦！他們連民宿都訂好了，兩天一夜，這一定不是他們第一次出去過夜！我這麼信任他，為什麼他要背叛我？嗚嗚嗚……」安德烈抓了一疊平版衛生紙，衛生紙很清白，眼淚也需要清白。

我和阿条面面相覷。

其實對於血清相異伴侶，阿条經驗老到，但面對安德烈和他B這麼戲劇性的變化，連阿条也覺得相當棘手，而且在安德烈發現男友出軌之後，陷入了嚴重的情緒深谷，阿条只好把他轉介到我的門診，希望我幫忙看看如何「化解」。

「唉呀，果然被當成法師了，我哪會什麼『化解』啊……」我心裡碎碎唸著。

其實我的門診很不喜歡看感情問題，一則是感情問題不是什麼精神疾病，但是遇到感情問題又會讓人瘋到不行、藥石罔效。二則是我自己對感情議題也沒多高明，自覺助人能力不足。三則是我一直覺得感情問題需要時間慢慢消化，這些風霜才會有意義，用醫療方式介入其實不會對一個人的成熟有太大幫助。

偏偏門診當中就是常遇到帶著情傷而來的善男信女。看他們無助的眼神，應該是很期待在精神科門診遇到月下老人還是觀音嬤之類的，發揮神力化解世間曠男怨女的寂寥與哀傷。可惜我充其量只是廟公，頂多解解籤，就連香油錢也是事先繳給健保署了。

我試著承接安德烈的憤怒，還有憤怒之下的矛盾情感。安德烈對於男友謊稱幫爸爸慶生，實則跟第三者去花蓮玩忿忿難平，這段時間他用各種迂迴的方式詢問男友下個月三號究竟要做什麼，但男友為了圓謊只好編織越來越多細節，陪爸爸坐渡輪啦、到旗津吃海產啦、到八五大樓高級餐廳共進晚餐啦……細節補充得越多，安德烈越惱火。

其實也不需要我跟他多討論什麼，安德烈心意已決，他要跟男友攤牌。

「我就拿他的LINE給他看，看他自己講那殺洨！我要他跪在地上舔我腳趾頭！」

下診之後，阿条和我聯絡，問問我的想法。我跟阿条說，以安德烈這樣充滿幹勁的憤怒，其實沒有憂鬱症，只是一般遇到感情問題的常見表現而已，但安德烈的能量釋放可能相當強烈，我們還是要注意他和男友攤牌之後的發展。

阿条問我，先前明明就是安德烈偷吃在先，還因此感染了HIV，安德烈的男友過去沒有什麼不良記錄，照理說應該是他男友要對安德烈保持疑心才對啊，怎麼會反過來變成安德烈偷看男友的手機呢？

「兩人世界裡的感情關係本來就沒什麼邏輯啊，異性戀或同性戀都一樣。」我說：「兩個人相處的方式，常常不是靠其中一方的描述就能勾勒出來，尤其是信任感這件事，也不是旁人靠表象可以判斷的。也許安德烈在感染HIV之前，就已經隱約懷疑他B在外有第三者了，他B這麼快接受他的感染者身分，說不定反而觸動安德烈的不安感，所以安德烈才會做出前所未有的舉動——偷看他B的手機。」

「其實安德烈自己也不清楚自己為什麼會這樣反應吧。」阿条說。

「對啊，但是歪打正著，他們注定從偶像劇演到鄉土劇……」

下診的醫師，內心有很多OS。

✢ ✢ ✢

兩週後，安德烈回到我的門診，嘴角的笑容拉到了太陽穴。

「我要和我B去花蓮玩。」安德烈喜孜孜地說。

我問他為什麼，他說，上次他回家後，就拿著男友的手機跟他對質。男友知道罪證確鑿，謊話被戳破，當場下跪認錯，舔安德烈的腳趾（最後這句我是很懷疑啦，但我也不想追究細節）。

於是男友當著安德烈的面傳LINE給阿虎（就是那個第三者），取消了花蓮之約，並且把阿虎從好友名單中刪除。那原本已經訂好的民宿怎麼辦？識相的男友馬上華麗轉身，對安德烈說：「那就你陪我去吧。」

看到男友一系列的演出，安德烈原本暴怒的青筋漸漸緩和下來，血液大概流到別的靜脈去了。於是安德烈喜孜孜地接受了男友的道歉。正宮揚眉吐氣，踢走小三，跟男友一起普悠瑪去了。

我心想，從頭到尾最無辜的就是安德烈他男友的老爸啊！明明就真的是生日沒錯，但一直被拿來當幌子，最終還是沒有人要幫他慶生，兒子自始至終都是計畫去花蓮而不是回高雄（只是過夜對象換了一個人而已）。

看到安德烈興高采烈，我也無法置喙，任他發表正宮得獎感言。安德烈拭淚後，做出結論：「我當初不該懷疑我男友的，他這麼愛我，我再也不會看我男友的手機了。」

這時候，心腸不好的精神科醫師（就是我）終於忍不住開酸：「**你會的**。」

安德烈瞪大眼睛看著我，彷彿是拿著獎座的影后忽然聽到頒錯人一樣。

「你會再偷看你男友的手機。**偷看另一半的手機，就像是施打海洛因一樣，做過一次就會成癮了**。」我再補一刀。

安德烈滿臉馬德里不思議，嘴嘟高高地說：「才不會！我愛他。」

雖然我也很希望他就此過著幸福快樂的日子，然後不要再拿感情問題來門診靠夭，但很可惜，他一如所料還是回來了。

兩週後的門診，安德烈一打開門就哭哭啼啼。

「我要掐死他！我要把他的頭扭斷！上面的頭跟下面的頭都扭斷！」

「嗯哼？」我靜待他的哭訴。

「我們去花蓮，原本都很開心，回台北的普悠瑪上，他把手機丟在椅子就去上廁所，我想說手機就剛好在那邊嘛，我又剛好知道他的密碼，我就再拿起來看看。結果……結果……」安德烈氣到發抖。

「結果他跟阿虎還有聯絡？」我說。

「對！醫生你怎麼知道？你認識阿虎？」安德烈又瞪大眼睛。

誰知道你講的是哪個阿虎啊？這世界上叫阿虎的人也太多了吧！只要從鄉土劇編劇的內心世界出發，大概誰都可以猜到是這樣的狀況吧。

「他竟然把阿虎又加回LINE，這次還被我看到他們傳的照片。阿虎那個賤人！他竟然……（以下省略五萬字）」

總之，如果安德烈的男友再不換手機密碼，我覺得我的門診是永無寧日。

安德烈陸陸續續又在我的門診看了一年多，期間大概上演了三千六百五十集這種愛恨交織的肥皂劇。令人嘖嘖稱奇的是，即使他們這對夫夫爭吵不休，彼此在外面的出軌情史精彩程度不分軒輊，甚至鬧上ＦＢ開地球發公開文互相對罵，但他們就是不會真的分手。久而久之，我也漸漸摸清楚安德烈的模式，也許對他們來說，這種不穩定的情感關係，就是一種最穩定的維繫方式吧！

「阿条啊，下次可以不要再轉這種感情糾紛的個案給我嗎？」我打電話給這位老手個管師。

「我們陪這些感染者這麼久，有時候也要拖你下水，讓我們休息一下啊！」阿条說。

果然，轉介個案給精神科醫師，就像是施打海洛因一樣，做過一次就會成癮了。

多些認識，少些誤解

❖ HIV與愛滋汙名

HIV是「人類免疫缺乏病毒」（Human Immunodeficiency Virus）的縮寫，若因HIV感染造成免疫力下降，進一步出現發病症狀，則稱為「後天免疫缺乏症候群」（Acquired Immune Deficiency Syndrome 縮寫為AIDS），俗稱愛滋病。

雖然HIV絕不僅限於男同志會感染，但仍被社會大眾過度與男同志連結，感染者也常被貼上「濫交、敗德、天譴、生得難堪死得難看」等標籤與汙名。而這些汙名不利於感染者就醫與求助，反而造成防疫及治療的困難，也造成大眾的恐慌和反智。

對於感染HIV的同志而言，經常必須面臨隱藏同志身分及感染者身分的「雙重衣櫃」，也常常在發現感染後出現自我貶低、認為自己不值得被愛的憂鬱現象。

事實上，目前台灣對於HIV的治療已非常先進，感染者只要穩定治療，平均壽命與常人幾乎無異。最新研究也不斷證實，只要經由有效的抗病毒藥物治療使病毒量測不到，感染者就不會因性行為而將HIV傳染給他人，即所謂U=U（Undetectable/病毒量測不到=Untransmittable/不會傳染）的概念。

11 ╱

愛你，愛到與你一起死

血一開始是看不到的，好像彌封的信箋，
只要你細心密合，沒有人會眼尖地拆穿封口。
血是祕密，寫在信裡，直到脈搏衝破完美的接口，
祕密開始招搖，爬出微血管的紅字，成爲繽紛的碎形。
鮮血是利刃的足跡，把切口填滿，成全了傷殘的企圖心。

原本我以為，這只是一個女同志的出櫃難關，卻沒有預料到，後面的發展是這麼驚心動魄。

那是農曆年前的門診，成靖一個人走進我的診間，談的是她該如何向父母出櫃。她留著剛到耳際的短髮，氣質剛柔並濟，談吐卻有些焦慮猶疑。

她是一位國中老師，年近三十，進入了被逼婚的年齡。她努力避免回家，但只要一回家，父母就開始追問她何時交男朋友、什麼時候要結婚，諄諄教誨她「女人要是過了三十歲就很難嫁掉，我們是為你好，你以後要是太老也生不出小孩……」

然後爸媽開始幫她積極地尋覓相親，造成她越來越大的困擾。每當她要推阻相親時，又會引來親子之間的爭吵，為了這件事，她已經和爸媽爭執不休多年。

嚴格說來，成靖其實是雙性戀。她在二十出頭的年紀曾交過一個男友，對方是原住民，做粗工，成靖的爸媽對這個男友非常不滿意，覺得這個男生配不上成靖。媽媽用盡各種方式阻撓他們交往，打電話到對方家裡說成靖不想再見到他，要求對方要有一百萬的存款再來追成靖……這種種荒腔走板的行為，讓成靖和前男友關係破裂，而對方也成為他至今唯一交往過的男性。

成靖知道自己其實喜歡女性多於男性，後來的日子中，她也陸續和女性交往，現在則有一個同居的女友，三十多歲，兩人已經在一起兩年多了。

成靖說，她一直有在考慮向父母出櫃，因為又得回家過年，結婚這個話題勢必會成為年夜飯中的焦點。她實在不想再被逼問這件事，也受夠了那些愚蠢的相親，所以打算向爸媽好好說清楚這幾年來的誤解。

雙性戀的出櫃，有時候比同性戀更為難。同性戀出櫃時可能一舉釐清「為什麼都沒有跟異性交往過」的迷霧，也一舉粉碎了父母親對於異性婚姻的期待。但是雙性戀卻必須花更多的力氣解釋「你以前交過男朋友，不就代表你喜歡男生嗎？為什麼還要喜歡女生？」「既然可以喜歡男生，為什麼不改回來，還要去跟女生在一起？」……種種更似是而非的質疑，讓雙性戀的出櫃道路顯得顛簸，往往無法讓周遭的人明白「自己到底是什麼」。

於是，我們深入討論了她出櫃的方向和目標，以及家庭關係與動力。

成靖說，她的母親過去曾經罹患憂鬱症，在她五歲左右。媽媽也曾多次要自殺，有一次甚至將她鎖在同一個房間裡開始燒炭。由於她的哭聲太劇烈，才驚動鄰居報警，破門解救了母女兩人。因此，她對於媽媽的憂鬱和自殺一直有強烈的陰影，每當她想要出櫃，就會擔心媽媽自殺的事件重演，過去幾年屢屢不敢這麼做。

經過深談，我發現成靖對於出櫃這件事還存在太大的恐懼，對於媽媽可能的反應又太過焦慮，以致於無法好好思考該怎麼說、說完之後該怎麼收拾，加上過年期間家族裡又有許多好事的親戚聚在一起，其實成靖非常擔心出櫃的後果。既然準備不周，我建議她再想想，從長計議。

不料，過完年後，成靖回到門診跟我說，她在吃年夜飯時，一氣之下就出櫃了。

「一氣之下」真是家庭出櫃典型的起因，卻也是最難收拾的一種局面。

她說在吃年夜飯時，媽媽又說起不中聽的話：「家裡唯一讓我操心的事，就是你一直還沒有一個歸宿。我們培養你當老師，生得也不差，怎麼會這麼挑剔？之前那個工作這麼差的男人你都可以接受了，我們幫你介紹這麼多碩士、博士、老師、律師，怎麼一個都看不上眼？我真的覺得很奇怪，從小我最了解你，你有什麼事是我不知道的？我知道你喜歡長得高的男生，賺得也要比你多，這樣也才比較體面……」

媽媽絮絮叨叨、自以為是的年夜飯演講，徹底擊中成靖最不快的那一面。她在年夜飯上大爆發，把我們過年前門診談過的計畫全都拋諸腦後。

「你懂個屁！你根本什麼都不知道！我根本不喜歡長得高的男生，賺得多少也不干我的事，我喜歡的是女人，你根本不用幫我介紹，我交的是女朋友！」

媽媽的演講被打斷，一桌子飯菜上的手都懸空凝固，碗筷的敲擊聲被關成靜音，好幾雙眼睛都轉台到她身上。

「啪！」她把碗筷一放，走下餐桌。

這也是我們討論過最壞的情況——在盛怒之下出櫃，然後離開現場、拒絕溝通。這頓年夜飯後來怎麼了，成靖並不知道。她走出家門，在外晃過了午夜，希望等到全家都睡了再回來，避開所有人的質問。但是，等到凌晨兩點多回家，她終究躲不過失眠的母親，坐在客廳裡等著她。

「她是誰？我要跟她談一談。」母親說。

我倒抽了一口氣，這不就跟當年媽媽逼退前男友的起手式一樣嗎？我問成靖怎麼應對，沒想到她卻說出了出乎我意料的答案。

「當然是給她啊，我女朋友也想認識我媽，就讓她們好好『談一談』。」

我覺得不可思議，這其中一定有什麼缺角，成靖之前沒有讓我知道。於是，在我的追問之下，成靖終於娓娓道來：

「醫生，其實我第一次來的時候，並沒有把前面發生的事情告訴你。我本來是沒有這麼急著要跟我爸媽出櫃的，反正他們年年要我相親，我都敷衍過去了。原本想說多敷衍幾年，他們也會累，到時候過了生小孩的年紀，他們應該也會放棄吧。」

成靖的語氣中，仍然有一種疲憊感。她接著說：「但是，其實更希望我出櫃的，是我女朋友。」

成靖的女友也是國中老師，兩人在教師研習中認識，很快地就在一起，也很快地就同居。她們兩人都沒有什麼同志朋友，所以幾乎沒人知道她們在一起，她們也過著自己的兩人生活。正常的上下班時間，下班後一起散步、一起買菜、一起吃飯、一起看影集，寒暑假一起出國去玩；她們也一起養貓，一家三口，不需他人點綴。

據成靖的描述，她的女友是典型傳統女性的樣貌，一副面目姣好的乖女孩模樣，搭配老師這個職業，在異性戀婚配市場裡非常有競爭力，二十多歲時就有許多男性追求者，也因此她早就向父母出櫃，以絕後患。

但這也是她們關係中潛在的問題。女友早已出櫃，也期盼有朝一日能夠和成靖結婚成家，因此交往沒多久就帶成靖回家見父母。女友的父母也已接受自己的孩子，所以對成靖視如己出，這反而讓成靖充滿壓力。

成靖還沒有出櫃，不管是家人還是朋友都仍停留在他過去交往男性的印象中。但女友很希望兩人關係對等，所以一直催促成靖向家人出櫃，好讓她名正言順地認識成靖的家人，早日圓成家的夢。

成靖不是不想向家人坦白，但是過去的經驗讓她對於這種爆炸性的問題非常悲觀。她心中總會浮現媽媽威脅自殺的言語，還有她們關在房間裡燒炭的畫面。她也知道同性戀不是父母期待的樣貌，過去媽媽怎麼拆散她和那個工人男友，現在就會怎麼拆散她跟女友。她幾乎無法比較，原住民、工人、同性戀，哪個身分在她們家更失格、更不被接受。

她唯一能做的就是繼續隱瞞，不讓這段關係輕易被家裡摧毀。

隨著交往的時間越久，女友對於她遲遲沒有曝光這段關係越失去耐性，尤其逢年過節，成靖必須回家的時候，女友便會坐在沙發上，面無表情地盯著成靖收拾行李，然後突然對她咆哮：「我有這麼不堪嗎？這麼低賤？這麼讓你丟臉？讓你連介紹給你家人都不願意？」

當這樣的劇碼重複上演後，成靖也疲於應對。「我跟你說過很多次了，我需要多一點時間。我每次回去都要應付我爸媽，他們講那些有的沒的相親什麼的，我已經很累了，我下次再跟他們說，好嗎？」

「下次，你已經說過幾次了？有多少下次？我都帶你回我家幾次了？我爸媽對你不好嗎？你不是說你也想結婚嗎？但是你做了什麼？你有在為我們的事情盡一點力嗎？」

「我如果沒有盡力，我就根本不會跟你回家了！你爸媽對我很好，我知道，可是我難道沒有壓力嗎？我爸媽跟你爸媽不一樣，不要以為全天下的爸媽都這麼容易接受女兒是拉子，更何況我以前還……」

「還什麼？」

「沒有，我要回去了。」成靖煞住了車，但是女友沒有要罷手。

「還交過男朋友對不對？」女友刻意踩上另一個地雷，「因為你交過男朋友，所以現在講你交的是女朋友，更丟臉了是不是？你雙性戀，你了不起，出不出櫃都沒有關係，反正還可以找個男人嫁了！」

踩到這個雙性戀最被汙名的地雷，成靖怒火中燒，把正要塞進背包裡的筆電往女友身上砸了過去，正中女友的肩頭。

女友楞了一下，隨即衝到成靖面前，甩了她一巴掌！

成靖也愣住了，但是女友沒有給她太多時間思考，另一巴掌又揮了過來，接著女友的雙手扯住成靖的頭髮，往一旁的門把上撞。

這是女友第一次對成靖施暴。

在瘋狂的撞擊和扭打之後，成靖的頭皮流血、眼角裂開、雙頰紅腫，女友癱坐在一旁嚎叫。這是成靖來看診的一年前發生的事，但她描述這件事時，依然顯得歷歷在目。

成靖後來自己叫救護車去醫院掛急診。在急診處理完傷口後，自然被問及為何受傷，成靖支支吾吾回說是同居人打的，於是醫院社工來到急診處理家暴通報的事。

成靖說，社工一開始就問她：「是男朋友？老公？還是前夫打的？」成靖不知道該怎麼回答，她覺得社工可能根本沒想到她是拉子吧？猶豫了很久，成靖終於坦白：「是女朋友打的。」社工發出一聲：「蛤？」然後想了一陣子，又說：「這個喔，我是很開放的啦，我是不會歧視啦……」成靖等著社工強調完自己有多麼不歧視同志，接著社工又冒出一句：「你是短頭髮，就是T吧！這個我很了解。是說T還會被打喔？你不是當老公的嗎？」

社工說出全然刻板印象的話，讓成靖頓時非常後悔自己出櫃。她知道眼前這個人完全不了解同志，又自以為非常了解，她知道接下來被「處理」下去，可能會遇到更多荒謬的對待，甚至因此被醫院通知家裡，粗糙地出櫃。於是她趕忙說自己是開玩笑、亂講的，蹩腳地謊稱是自己撞到頭。社工對於這樣前後不一的說詞當然不相信，成靖便狼狽地逃離急診室，深怕真的被「通報」，造成家裡更大的風暴。

成靖身上同時擁有好幾種特質違背外界對於拉子的刻板印象。她是短髮，但她的自我認同並不是T，她也根本不覺得拉子就一定要分T或婆；她覺得自己是雙性戀，只是現在喜歡女生比較多，但一般被當成T的人，常被認為不可能喜歡男生（反過來說，一般被當成婆的人，常容易被認為是雙性戀）；她比自己的伴侶看起來陽剛，而大眾常覺得陽剛的一方應該是加害人，不會被家暴。但是，誰說婆不會動手？

這些刻板印象，對於不了解同志、不了解家暴的人來說，根本難以解釋清楚，更何況她自己也正處於倉皇失措的狀態。這次急診經驗讓她宛如驚弓之鳥，此後她被打，就再也不敢去急診了。

「你後來還有被打？」我聽她說到這邊，更擔心的是反覆的家暴。

「也……不算是，我們……就是常常為了這件事情吵架。」成靖猶豫著自己的措辭。

我追問下去，原來這一年來，女友對於成靖出櫃的要求越來越緊迫，對成靖也越來越疑心，兩人爭吵的次數日益頻繁。成靖終於忍受不了，提出分手。

當她第一次提分手時，女友的態度忽然一百八十度轉變，開始嚎哭乞求起來：「我不要分手，為什麼你要分手？我們不是全世界最完美的一對嗎？你再也找不到比我更適合你的人了。我也是，不是嗎？」

成靖的女友一邊哀求、一邊用頭撞牆，接著咆哮：「你一定是愛上別人了對不對？是男的還是女的？」

每當爭吵到最極致，女友凌遲她的方式，就是男人。女友挖入她的心裡，冷冷地，一舉割出最深的傷。「你從那時候被你表哥上了，就沒有再忘記過男人。」

血從成靖的心裡滲出，一點溫度也沒有。那是她冰封的記憶，只有跟女友說過。成靖在國中的時候，曾經被舅舅的兒子、她的親表哥性侵。每年過年，她都會再看到這個表哥，如今表哥也娶妻生子了，春節的飯桌上大家一片祥和，成靖只覺得噁心。

這也是為什麼當成靖的媽媽說「從小我最了解你，你有什麼事是我不知道的？」時，成靖會如此暴怒地說：「你懂個屁！你根本什麼都不知道！」

那個自以為與女兒無所不談的母親，不知道成靖喜歡女人，不知道成靖討厭勢利的父母，不知道成靖曾被表哥壓在自家的床上摀住嘴，更不知道，從燒炭的那一刻，重獲新生的母女，關係卻早已窒息。

而我則成為在她女友之後，第二個知道她曾被性侵的人。這些往事，從成靖的口中吐出，字字句句都是寒氣。

「她拿我最痛苦的記憶來傷害我，那是因為我信任她，才跟她說這件事，她用我的信任殺了我……」成靖幽幽地說，幽幽地。

當時女友講完了那句話，成靖一語不發，兩人倒坐在房內。成靖拿出抽屜裡的美工刀，開始往自己的手腕劃下。

皮膚精緻的紋理，刀刃流利地走過。血一開始是看不到的，好像彌封的信箋，只要你細心密合，沒有人會眼尖地拆穿封口。血是祕密，寫在信裡，直到脈搏衝破完美的接口，祕密開始招搖，爬出微血管的紅字，成為繽紛的碎形。鮮血是利刃的足跡，把切口填滿，成全了傷殘的企圖心。

然後，她會看著鮮血，從一條細線，流成一條窄泉，泉湧之處凝成血滴，立體圓潤。她忽然心安了，熟悉的血，熟悉的痛覺，她忽然放鬆了，那些撕裂的心痛，終於轉移到了身上，割腕如此沉靜。

她很久沒有這麼做了，至少十年了吧。從國中到高中，她曾經在自己的手腕劃過無數條傷痕。每次，每次，她都緊盯著鮮血爬出，流下手腕，如此匯聚她的心神，暫時得以安頓。她記得，被性侵之後，血沾染了床單；她不允許東西被弄髒，所以她每次都會準備好手帕，細心地接住割腕後的每一滴血，細心地清洗，細心地欣賞。

成靖的女友看著她割腕，抱著她痛哭。

成靖說，在那之後，她覺得她們更貼近了。我相信是。但我也相信，她們是帶著滿身的刺貼近對方。

✢ ✢ ✢

後來的發展，就像是重播的肥皂劇。她們痛哭相愛，她們惺惺相惜，她們又為了同樣的事吵架，她們又互相傷害。

女友擔心成靖提分手，擔心成靖跟別人跑了。每當女友執著這點，就會開始動手，摑她耳光，抓她的頭撞牆，拿刀具砸她。最危險的一次，她扯住成靖的頭髮，拖她到陽台，想要兩人一起跳下高樓。

我對成靖說，這是家暴。成靖有點難以接受，她覺得應該不是，她覺得她們「只是在溝通，總有一天事情會解決的」。怎麼解決呢？例如，她終於對爸媽出櫃、終於帶女友回家；例如，她們終於結婚。

我知道，這不是真正的解決，重點已經不是成靖是否出櫃，而是她們病態的相處方式。但我也比較理解，為什麼她要趕在過年前來看診，來找我討論怎麼跟家裡出櫃。只是，埋藏在出櫃議題背後、更糾結也更驚悚的伴侶關係問題，卻被她藏到過年後，我才知道真相。

成靖不想把這解讀成家暴，我可以理解，但當家暴的行為一次次被合理化，卻是非常危險的發展。我還是會常常提醒她：「你正在被傷害，這是暴力，這不是一個親密關係中該有的成分。」

我還沒有說出口的是：在親密關係當中的暴力，其實我們經常難以分辨哪一方是加害者、哪一方是受害者。而自我傷害，也是一種充滿張力的控制，也是對對方精神暴力的方式。

我向成靖介紹了一些家暴求助的資源，尤其是同志的家暴資源，包括現代婦女基金會、台灣同志諮詢熱線協會，還有同志伴侶衝突暴力諮詢網站「秘密說出口」。我也費盡心力，讓她願意再相信一次社工師，通報了家暴情況，但在她的堅持之下，她又不讓醫療人員和家暴中心進行任何介入。

新年過後，成靖的媽媽很快有了動作。她打電話給成靖的女友，直接要求她們分手。成靖的女友當然不能接受，不斷強調她們彼此有多相愛，於是那通電話在相互叫囂之中結束。

此後，成靖更難回家了。媽媽要成靖交出她們的住址，成靖死命抵擋。媽媽跑到成靖的學校堵她下班，成靖跟她周旋一整晚，沒讓她跟蹤成功。同事開始好奇成靖的媽媽怎麼了？成靖怎麼了？她身上的傷有時難以遮掩，更讓同事竊竊私語。於是她又減少了社交生活，繼續待在與女友的兩人世界之中。

女友眼見成靖即使出櫃了，依然無法正大光明被她們家接受，於是更加焦慮，吵架時也更為偏激。她們彼此威脅自殺，割腕是家常便飯。眼見成靖的狀態越來越不穩定，我們必須保持密集的治療，在她和女友依然難分難解之際，努力讓成靖劃出情緒的界線，也一點一滴讓她鬆動對於關係的執念，還有對於「家暴」的誤解。

直到有一次，兩人大吵後，成靖離家一晚，在外閒晃冷靜。清晨回到家時，她發現女友和貓都不在客廳，卻聽到房間內傳來貓的急促叫聲。房門反鎖，她低頭一看，門縫被毛巾塞滿。

她忽然知道是怎麼回事，於是歇斯底里大叫女友的名字、貓的名字。她用力地踹門、拿菜刀砍門把，終於破門而入。不出所料，她看見女友吞了安眠藥倒臥床上，旁邊是燃燒的煤炭，一旁的貓已奄奄一息。

她猛烈尖叫，叫的是貓的名字；她焦急地打一一九，第一句話卻是問能不能把貓送到獸醫院。貓已經是她們共同的孩子，這個可憐的孩子，這個五歲時就被媽媽鎖在房內燒炭的孩子，這個被媽媽當成所有物、當成威脅工具的孩子！

隔次的門診，成靖緩慢地向我說出事發經過，貓和女友都救了回來，沒什麼大礙。但她主動要求，希望能夠和社工師談談，她想要聲請保護令。

雖然事情驚心動魄，但總算有所進展。成靖跟我說，她忽然發現自己如此狼狽，人生繞了一圈，以為從媽媽的自殺走出來了，以為從性侵的陰影走出來了，以為從割腕的自己走出來了，以為有個一生相守的伴了，如今彷彿倒行逆施，從小到大的自己，彼此嘲笑，彼此凌虐。

我知道這不是一個容易解開的情結，但至少，她開始試著不要讓結越綁越死。未來的路還很漫長，愛情不該用死亡作為代價。只是人太孤獨，寂寞太酷寒，緊緊貼近的兩人，期待對方傳遞的溫暖，卻可能是烈焰。原求你儂我儂，卻不知形體相熔，隨時可能成為餘燼。我們只能盡力幫忙身陷其中的人，保有自己的樣貌，不被親密關係所吞噬。

愛情的成分可能是共依共存，卻不該是相生相滅。

❖ 同志伴侶衝突暴力

《家庭暴力防治法》在二〇〇七年修正後，已擴大保護令的聲請範圍，將沒有結婚的同居關係或同性關係皆納入適用。有關同志伴侶衝突暴力，可洽詢網站「秘密說出口」（http://lgbt.38.org.tw/）。此網站由現代婦女基金會與台灣同志諮詢熱線協會共同合作，提供ＬＧＢＴ族群遭遇親密關係衝突暴力時的資源，並有值班社工在線上陪伴及提供諮詢。

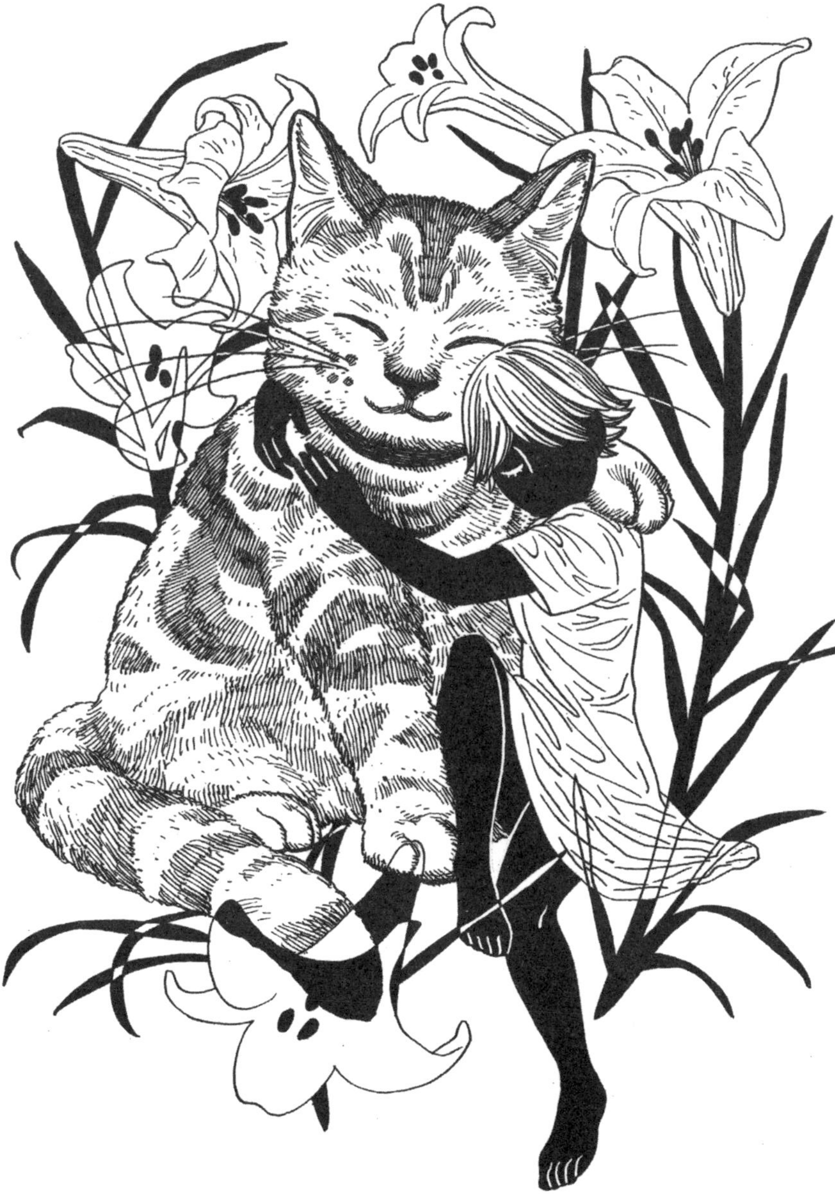

12

有「煙」，我才有信心

阿古心裡頭的坑洞，不是短時間可以填補。

那不是妄想，不是幻覺，沒有藥物可以治療，

卻是扎扎實實的人生，明明白白的困頓。

也是飲鴆止渴之後，不得不面對的、更深沉的空虛。

感染科的ＨＩＶ個管師小函打電話來，說有一個棘手的病人要轉介給我，而且需要我配合一件事。

「你要說你是專門治療皮膚病的精神科醫師。」小函說。

「什麼？」我傻眼。

小函向我娓娓道來這個病人的情況。

他叫阿古，一位三十多歲的男同志，感染ＨＩＶ已經很多年了，還算穩定地就診，病毒量也控制在很低的範圍。原本是個不太讓個管師擔心的病人，但是從四個月前，阿古開始變得很焦躁，講話越來越結巴，而且身上開始出現很多抓痕，多到讓小函也注意到了這件事。

小函問阿古，為什麼最近身上多了這麼多抓痕？甚至有些是反覆摳出來的傷口。結果阿古跟她說：「因為這裡頭有蟲。」

小函一開始非常疑惑，難道是阿古出現了什麼奇怪的ＨＩＶ併發症嗎？她問阿古是什麼蟲，阿古指著左手臂上的一個傷口說：「你看，就是這個白白的蟲，牠正在鑽啊！」

小函定睛看了許久，只看到摳傷的表皮，合併著組織液和未乾的血跡，根本沒看到什麼蟲。她一開始就想到：該不會是愛滋病發，合併了什麼中樞神經感染吧？但是查詢阿古最近的ＨＩＶ病毒量和ＣＤ4細胞（ＨＩＶ感染後會影響的重要免疫細胞），又還良好，不像是會進入愛滋病的狀況。於是小函叫他去看皮膚科，請皮膚科醫師幫忙確認一下病灶。

「我早就看過好幾次了，皮膚科醫師都跟我說沒有蟲！到後來連藥膏都不開給我！」阿古忿忿不平地向小函抱怨。

「所以我就覺得，他這一定是精神症狀啊！」小函在電話中告訴我：「我就跟阿古說這是幻覺，要請精神科醫師幫忙看看。但是阿古死不承認是幻覺，他一直跟我說明明就有蟲，幹嘛看精神科。最後我火了，就跟他說這個精神科的徐醫師專門治療皮膚病啦！你去給他看就對了！」

「然後，他相信了？」我繼續傻眼。

「對，他這週五會來掛你的門診，我會拎著他去。」小函篤定地說。

既然小函都有這樣的氣魄，成功說服一個不承認幻覺的病人來看精神科了，那我似乎也沒有道理不配合演出……於是我心中默默地告訴自己：要再創演藝高峰。

我請小函在看診前先做一件事，要求阿古在發覺有蟲爬時，將皮膚狀況拍成影片，當天帶到我的門診播放。

週五，小函果然霸氣十足地拎著阿古進診間。阿古體態略胖，眉毛光禿，臉部坑坑疤疤，比實際年齡看起來更老一些。

「你……真的會治皮膚病?」阿古進診間後，第一句話就這麼問。

「嗯。」我這時不能有一絲猶疑。我真摯地看著阿古說：「**我，專治，皮·膚·病。**」語氣堅定。

阿古看起來鬆了一口氣，開始滔滔不絕講述自己這四、五個月來經歷的蟲咬蟲爬，過去的皮膚科醫師都不相信他，但是明明就有白色蟲子在那邊鑽來鑽去，卻怎麼摳都摳不掉……

我請阿古拿出他拍的影片給我們看。小函翻了個白眼說：「我剛剛就看過了啊，根本就沒有啊。」

阿古說：「明明就有，我拍的那時候就有啊！這影片不知道幹嘛都沒拍到！」

我看著一分多鐘的影片，繞著手臂上的傷口拍來拍去，可以感受到阿古當初在拍攝時，一定經歷著某些生動的觸覺，以致於他的鏡頭追蹤著那些「蟲」的鑽動。只是，從頭到尾，我沒有看到任何一隻像蟲的東西出現在畫面上。

典型的寄生蟲妄想合併幻覺現象。

只是，這種幻覺是從哪裡來的呢?目前看起來跟HIV無關，現在HIV的治療非常發達，基本上只要能夠穩定就診、服藥，很少會發展到嚴重的愛滋併發症了。

但看著阿古講話時明顯的不順暢，一個非常可能的原因自然浮現出來。

「阿古，你有沒有用過煙？」我問。

阿古有點失措，結結巴巴了幾秒，跟我說：「沒……沒有吧。」

小函看著我，也知道是怎麼回事了。

一般人聽到「煙」，會第一個想到「香菸」，回答有沒有使用香菸不是什麼難事，也不會有模稜兩可的答案。所以，小函和我都知道，阿古懂我所說的「煙」是什麼。

甲基安非他命。

阿古看了一下小函，眼神相當心虛。小函認識阿古很多年了，從阿古剛被診斷出感染HIV，小函就是他的個管師。小函和她負責的病人都是搏感情的來往，她個性也很直率，所以病人都滿信賴小函，也願意和她談心事。但我們現在知道，阿古隱瞞了這件事沒講出來。

「你竟然沒有跟我說！」小函瞪著阿古。

「唉喔……我就沒……我就很久之前，只用過一點點啊……」阿古的語氣實在太心虛，任誰都知道這是避重就輕。

「你上次用煙是什麼時候？」我問阿古。

「大概……半、半年，大概過年前吧！」

「有這麼久嗎？最近煙又更便宜了，應該有朋友找你用吧？」我繼續推進著。

「呃……我……有跟他們說我不愛用啊，至少……至少兩個月沒有用了！」

「你最近每天睡多久？」我問。

「最近？不太一定耶，有時候多，有時候少啊……」

「最近這一個禮拜睡得最少的是哪一天？」

「禮拜……禮拜一吧。」阿古又有點心慌。

「那昨天、前天，你睡了幾個鐘頭？」我繼續問。

「我沒什麼事做啊，都睡了……十多個鐘頭吧！」

「那你禮拜一那天還有用煙喔？」我直接戳破他。

「哪……哪有！哪有啊，我沒有用啦！」阿古越來越結巴。

小函對著阿古說：「我看你的樣子就知道你在說謊啦！你幹嘛不老實跟我講啊?!」

長期使用安非他命的人，在停用兩、三天後就會出現所謂的「戒斷症狀」，其中一個明顯的特徵就是「嗜睡」。而阿古這個禮拜的睡眠特徵，就是明顯的週一使用時相當亢奮、不需睡覺，到了週三、週四藥效退了之後，開始呼呼大睡。

也就是說，阿古其實近期都還有在使用安非他命，而這種蟲咬感，根本就是因為安非他命造成的幻覺和妄想症狀。

但在目前的情況下，要阿古相信或承認這些蟲子不存在，其實不太可能，因為安非他命早已經扭曲了大腦的思考方式，讓他對於幻覺堅信不移。

於是我跟阿古說，這種情況我們見過許多，一般皮膚科的藥膏是無法治療這些蟲子的，必須吃藥來改善神經的感覺，這些皮膚上的傷口才有可能改善，蟲子也才不會再鑽進去。

這種藥物的確可以改善神經狀況，但我沒說出口的是：它改善的是腦神經。它在醫療中的名稱叫做「抗精神病劑」，只要他肯服藥治療，就算是半推半就，一定會有顯著的改善。

「你到底是跟誰一起用安非他命的啊？」在達到這次就診最主要的目的後，小函忍不住問阿古。

但是阿古反而沉默了，不是像承認用煙時的那種支支吾吾，這個問題竟然讓他更難回答。

小函對於阿古的沉默有點焦急，卻又忽然想到什麼似的。她問阿古：「是你上次說的那個人嗎？那個天菜？」

阿古緩緩地點頭。

「我上次不就跟你說過了，那個人不要接近，他真的是玩咖，你已經花這麼多錢在他身上了，為什麼還要跟他一起用煙啊？」小函其實年齡比阿古小一些，但此時的她，卻像是為了阿古又急又氣的姊姊，心中有許多的不解。

「因為……」阿古囁嚅地說：「因為……只有跟他，一起煙嗨的時候……他才會……才會碰我。」

原本在第一次門診當中，我還不想開啟這個深層的議題，但潘朵拉的盒子一打開，就只能四散而出，那些難以直視的殘酷人生。

「你知道的，我以前更胖，胖成那樣，你覺得會有人要跟我上床嗎？」阿古低著頭講話：「一直都沒什麼人看得上我，我自己也知道。那個人，根本也看不起我。可是，只要我幫他出錢買煙，找他一起煙嗨，他就不會拒絕……」

男同志社群中，這幾年流行起用安非他命助興的性愛派對，有些人會叫「煙嗨」、有些人會叫「hi fun」，雖然有這樣經驗的人可能只是同志社群中的一小部分，但也已經是一個完全不能忽視的次文化了。

「雖然他還去找了更多人來玩，我要幫他準備好多人的份，可是……至少，我可以在裡頭，我可以摸他，還可以玩到別人，」阿古摳著雙手，這時候沒有蟲在鑽，卻挖出更深的傷，「不然，那些帥哥、那些小底迪……怎麼可能看得上我？我只有用了煙之後，才會有信心……」

原本像是一場解謎遊戲，小函和我解開了皮膚謎題的答案，緊接而來的，卻是每個藥物濫用者背後，那難以承受之重。

我知道，再過幾個禮拜，寄生蟲妄想就會改善，阿古皮膚上的坑坑疤疤就會不見了。但，我也知道，阿古心裡頭的坑洞，卻不是短時間可以填補。那是男體市場中的競爭，是七情六慾裡的自卑，也是看到安非他命後的一線曙光。那不是妄想，不是幻覺，沒有藥物可以治療，卻是扎扎實實的人生，明明白白的困頓。

也是飲鴆止渴之後，不得不面對的、更深沉的空虛。

多些認識，少些誤解

❖ 煙嗨

甲基安非他命最常見的使用方式是加熱後吸取其煙，故用「煙」來代稱。使用甲基安非他命助興的性愛則稱為「煙嗨」，也有人會叫「hi fun」。若是不戴保險套的煙嗨會稱「BB hi fun」，BB是bareback的縮寫，意指不戴保險套做愛。

甲基安非他命的代稱除了「煙」之外，在台灣還有「冰」、「安」或較早年的「安公子」等說法。稱呼「冰」是因為安非他命的結晶形似冰糖。歐美則有 Crystal、Tina、Ice、Meth 等代稱，Ice（冰）和 Crystal（結晶）也都是描述外型，於是有人以音近的 Christina 暱稱安非他命，然後進一步發展成用字尾 Tina 暱稱，更加隱諱；Meth 則是取自 Methylamphetamine（甲基安非他命）的字首。

甲基安非他命的使用方式除了煙吸之外，還有口服、鼻吸（直接吸入粉末）及注射（英文稱 Slam）等方式，近年注射方式越來越盛行，但也造成更高的成癮、感染及過量風險。

甲基安非他命會與性愛結合，除了因為會強化性愛的快感之外，也是許多人用以應對寂寞、疏離，還有情緒問題的方式。和許多物質濫用一樣，背後常有對於社會與人際的深切惶恐，絕非單純「向毒品說不」就能解決的扁平樣貌。

13 ╱

出櫃的溫度——我的故事

這五天的旅程，就這麼起始、結束，

沒有哭泣擁抱，也沒有說誰愛誰。

情感包覆在簡短的問答之下，

三分火候，剛剛好的溫熱。

從大學時代，我就開始思考向父母出櫃的事，但是因為我的家鄉在金門，天高皇帝遠，爸媽也不是會逼婚的那種人，所以一直沒有急迫的出櫃壓力。於是拖到我當兵後、第二年任住院醫師時，才終於真正出櫃。

為什麼拖了這麼多年才終於要對爸媽出櫃呢？這一切要從年休開始談起。話說我那年有六天休假，結果因為住院醫師工作量實在太大，請假困難，根本難以湊滿長假出國，所以我就自暴自棄不出國了。那剩下的年休怎麼辦？我當時想想，那就回金門一趟好了。可是忽然回家一趟，是要做什麼？我又思考了一下，算一算可以回家五天，那就出櫃好了。

這就是毫無邏輯的原因……

好吧，事情當然不是這麼簡單漂亮。從開始出現回家對爸媽出櫃的念頭，到後來真正買下機票，其實是一段相當鴕鳥心態的過程。我一邊猶豫著到年底前究竟還有沒有週末可以排出連休出國（結論是沒有），一邊尋覓這次請假時的代班同事，暗自想說，如果找代班不太順利的話，也許就會延宕回家的時間，然後出櫃計畫就會停擺，這樣也沒什麼不好（一點都不堅定）。

結果，一天之內我就順利地把三個代班同事都找齊了。接近週末時，我其實還沒去點電腦上的差假系統，一直靠著延宕來讓自己被動完成這些事，順便打了通電話去向高中同學靠夭自己毫無章法的出櫃計畫，焦慮溢於言表。

我對好幾個知道我同志身分的朋友說我明天要回家出櫃了，抱持著「反正知道的人越多我就越沒有退路」的想法。我還買了一本《親愛的爸媽，我是同志》準備帶回去當工具書。直到週六凌晨，我終於買好機票，這下才算真的沒有退路了。

飛回金門之前，我打電話給哥哥姊姊，告知他們我要跟爸媽出櫃了。二姊一直以來都很尊重且支持我的性傾向，但她希望我對爸媽說她原先不知道這件事，這樣爸媽才不會覺得小孩全在騙他們，爸媽也才有人能夠討論、能夠講話。我覺得這樣也好，二姊適合當他們的諮詢者，所以就說定了，假裝她不知道。

大姊很為我擔心，她問：「這是成熟的時機嗎？」我知道，永遠沒有完美的時機，但現在已經是相對比較好的時間點了。一則我希望是在我能回家好幾天的情況下向爸媽出櫃，我才有辦法好好陪他們一段時間，面對面去處理他們的情緒或問題。二則我不希望是在過年時去引爆這件事，住院醫師工時極長，我平常沒什麼機會回家，除了自己請年休，大概也沒有其他時間點了。

其實兩個姊姊都有問我為什麼決定要出櫃，爸爸是八十歲的老榮民外加高血壓，媽媽一直以來都希望孩子不要「惹是生非」，對於親戚朋友的閒言閒語多有顧忌，金門又是個鄉下中的鄉下，雞犬相聞，難有隱私，真的怎麼想都不適合出櫃。

我很難向她們清楚解釋為什麼（當然不是為了消耗年休啦）。我想，對同志自己而言，每個人都有好多理由想對父母出櫃，也有好多理由阻擋自己這麼做。但是當心裡那陣鼓聲敲了這麼多年，隆隆作響到不能再阻擋自己，我也不過就是等待一個表淺的理由、一股漫無章法的衝動，然後把想了很多年的事情付諸實現罷了。

回家當天，在台北往機場的路上，午後陽光遇上了一陣毛毛雨，天空出現一道彩虹。我這麼不浪漫的人也忍不住覺得開心，拿手機拍了下來，當作是出櫃前某種老天的眷顧與鼓勵。

在松山機場，我遇到一個高中學姊，她現在是金門某所國中的老師，正帶一群國中生結束畢業旅行回金門，和我搭同一班飛機。我那時候想，要是我這次回家順利出櫃了，我以後終於可以向學姊、向任何一個我的朋友大方地說我是同性戀了。這種莫名的自由感，大概也是出櫃背後澎湃的動力。

班機飛到金門已經晚上六點多，天色暗了，一下飛機看到個大滿月，才發現今天是農曆十五。回到家，晚飯已經煮好，等著我一起開飯，餐桌上聊著言不及義的大小瑣事，越瑣碎越愉快，愉快到我不想破壞這份興致。

電視上正好直播金馬獎頒獎典禮，那年的主持人是蔡康永。我爸看到蔡康永就會說：

「這是那個同性戀對吧？」我說對。

我爸說這個同性戀還滿厲害的，到處都在主持。我分辨不出這句話到底對同性戀是什麼想法，不過我想我也快知道了。獎項頒到最佳男主角時，李冰冰說這次男主角有兩個焦慮的父親，還有兩個不喜歡女人的帥哥入圍，指的是阮經天和秦昊，這時我很想看看爸媽對這句話的反應，但他們似乎沒多注意。蔡康永訪問以《春風沉醉的夜晚》入圍的秦昊時，我又刻意跟我爸說：「這個男主角演的也是同性戀。」爸爸沒回應什麼。

我計畫好了，今天還是讓好氣氛先維持著吧，明天預計午餐飯後出櫃。一方面別讓這件事影響食慾，二方面在白天出櫃還是比較適宜，送急診比較方便（對，我爸中風或我媽昏倒這些結果我都認真考慮過了）。

✢ ✢ ✢

回家第二天，終於吃完午餐，我一直倒數計時著。觀察我爸喝完湯、餵完貓、刷完牙、走回客廳坐下來看電視節目《健康兩點靈》。這時候我媽走來走去，我原本希望能同時跟他們講，以免其中一方還要去擔心是不是該讓另一個人知道，但這時候我怕我爸會睡著（八十歲的人真的很常看電視看到睡著啊），所以還是急著講了。

我先繞圈子問我爸，上次他在電話裡希望我「帶好消息回家」，是不是希望我帶女朋友回來。我爸笑笑說：「是啊。」我跟他說可是我實在沒有遇上喜歡的女生，也不打算要結婚，可能會讓他失望。

「過幾年你就會改變觀念了。」我爸這樣回答我。

雖然我盡力暗示，但我爸似乎只認為我是沒有遇到適合的女性對象，我必須講得更直白一些：「可是我一直都沒有喜歡的女生，以後應該也不會遇上了。」

我爸說再慢慢看、總是會找到的，然後他跟我再講了一次徐家四代單傳的故事（我哥哥與我同母異父，所以我是學理上的徐家單傳）。我跟我爸說，如果要傳宗接代，現在還是有很多方法，領養小孩、人工生殖都是辦法。我爸說領養也至少是要姓徐的，宗氏才不會斷，但是總不比自己生的好。我知道他理想中一定是希望有媳婦生孫子才是最好的，但他能夠談領養這種可能性，已經讓我覺得很不可思議了。

這時候媽媽走回客廳，跟我說好幾個親戚要介紹女生給我認識。我確定剛剛媽媽有聽到我和爸爸的對話，這樣很好。我對爸媽說，醫院裡也有很多阿姨姊姊們要介紹護士社工或遠親近戚給我，都被我打哈哈混過去了，因為「我對女生真的沒有興趣」。

我開始對於我自以為的明示暗示感到有點欲振乏力，似乎推展不出應有的步調或緊繃氣氛。其實我也在猶豫，我該自行揭露還是讓他們被動提問？一步一步地講進重點，對他們可能比較沒這麼驚嚇，但我感覺爸媽並沒有展現把這些暗示往前推進的好奇心。

我強調多年來都沒有喜歡女生，但爸媽依然沒有任何追問。

餐桌上繼續聊著言不及義的大小事，依然瑣碎愉快如昔，電視上繼續播著《健康兩點靈》，我在想這個節目到底要從兩點播到幾點？而我從一開始談不結婚到現在已經超過半個小時還沒切進重點，我到底要不要轉回出櫃的話題？

當然要啊！我不想分段講，我要在這個節目結束前撲向本壘。

「那，那些要介紹女生給我的親戚，有沒有人問說我是不是同性戀啊？」第一次講白這個字眼。我媽楞了一下，說沒有耶，沒人會問這個。

「那如果我是同性戀呢？」講這句話，等於要回答下一個問題了。

「你是同性戀嗎？」我媽問。

「對，我喜歡的是男生。」

沒有，他們沒有失控，沒有崩潰，沒有停格，沒有提出任何關鍵問題。我爸沒有面色漲紅，我媽也沒有腿軟昏厥，至少不用撥一一九。很好，最壞的狀況沒有發生。

我真的忘記接下來話題是怎麼迴轉的，總之一點也不生澀地，我和我爸談起有哪些名人也是同性戀。我爸似乎聽得頗有興趣，還追問費玉清張菲謝雷是不是。我又花了一段時間說明這件事，但心裡在想：「這些不該是第一時間的問題吧。」我爸的結論是「鄰居那些沒有結婚的歐巴桑，應該也都是同性戀」，由於現在並不是我幫歐巴桑們澄清的時候，只好犧牲掉她們，繼續跟我爸聊傳宗接代的事。

我爸知道以前我就跟某個高中女同學談過用她的卵子來生小孩的事，於是我爸問我，對方的男朋友會不會介意？我跟他說我們都很熟，可以再討論，不然就是借卵不借子宮，找另一個人懷孕。我媽說：「可是要小心有些人用這個小孩來敲你竹槓。」於是我們又談起了代理孕母的議題。

這一切都不對勁，我們家從來就不是談論這些前衛話題的場合，更何況現在我是在出櫃欸！談哪個歐巴桑不結婚和哪個子宮要生小孩不是太離題了嗎？

我試圖要從我爸媽的細部表情推測他們是不是在壓抑情緒或避而不談。我媽的表情悶悶的，這樣很好，比較像她。我媽說金門還是個很保守的地方，這種事還是不要講，還再三提醒我爸和我不要講不要講不要講，這也像她會擔心的事，我又鬆了一口氣。

我媽也很猶豫要不要跟我哥講這件事。我很想跟她說，其實哥哥嫂嫂四、五年前就都知道了，所以我說讓他們知道沒關係。很有趣的是，現在我媽表現出任何焦慮的情緒都讓我覺得放心，至少她流露出常態，而不是被嚇壞了。我也慶幸同時向我爸媽出櫃，不然我媽真的會陷入「要不要跟我爸講」的大難關。

到目前為止，我覺得已經很幸運。我爸媽既沒有歇斯底里，也沒有上演「孩子我接受你」的大溫暖劇碼，這兩種極端對我而言會一樣苦惱。如果我不是在台灣同志諮詢熱線協會看過這麼多同志父母的話，可能會覺得這樣的平和場景是最完美的結果。但我知道現實不是這樣，我知道還有很多事情要談，只是現在還沒有打進他們情緒的深處。

我爸媽似乎第一時間想到的是實際面的問題：傳宗接代、親友壓力。但這實在跳得有點快，在出櫃前，任憑我臆想過各式各樣的情境，都還是無法確實猜中我爸媽真實的反應。憤怒、沮喪、逃避、壓抑……好像都不是他們現在呈現的樣子，還是我爸媽也是習慣忽略情緒的人呢？我以前從不這麼覺得，但現在又不得不重新去改編我對爸媽的印象，那是一幅永遠不夠深入的畫像。

晚餐時間，我和爸媽依然聊著電視上的選舉話題、遠親近戚的芝麻小事，依然瑣碎而家常。住台北的阿姨打電話來，我媽還是開開心心地聊天，我爸還是不忘大聲提醒我媽要「指導」阿姨投票給藍營。如果說這一切還不夠正常，我真的也要求得太過分了。

我開始想，如果出櫃是一段漫長的過程，我到底希望怎麼樣的出櫃速度呢？爸媽的平靜反而讓我急躁，擔心他們略過了什麼或壓抑了什麼。但我要自己去配速嗎？我想就算有些不安，今天還是可以先休息吧，也許有些情緒是需要一個晚上的反芻，他們才能慢慢感受到，而我也才能夠慢慢去體會。

✢ ✢ ✢

回家第三天。

爸媽一樣早起，我一樣賴床，十點多終於膀胱快爆炸才起床，吃早餐，然後洗碗。洗碗是我回金門的例行工作，儀式性的。因為平常碗都是我爸在洗，一天兩次，我回家這幾天就會由我來洗，順便刷一刷積滿油垢的洗碗盆。

我爸真的需要我幫忙嗎？其實不用，他沒有碗洗的時候可能還會無聊，只能坐回客廳看電視打瞌睡。但是我得把心虛託付在洗碗這件事上，好像做點家事比較像是個孝順的孩子。

吃午餐時，和媽媽聊家裡買房子的事，家裡租房子二十多年，終於我開始工作了，現在計畫要買房子。但認真開始看屋才發現困難重重，適合的房子極少，金門的房價又被炒作得亂七八糟。我媽說前幾天看到一棟還不錯的公寓，通風採光均佳，格局方正，重點是離我爸媽原本的生活圈很近，可惜去廟裡抽籤，神明說不適合，我媽決定放棄。

我爸對抽籤這件事很不以為然，我說那我陪媽再去看一次那房子吧，於是吃完了午餐，我和媽媽一起出門。

「你說以前就有很多同性戀，那他們怎麼生小孩？」我媽問我。

「以前的男同性戀可能都還是會結婚，勉強生了孩子、完成任務，但是之後也很難再跟太太在一起。」我說。

「那要是和一個女人結婚，就當成做例行工作，這樣行不行？」我媽謹慎地追問。

「這種例行工作很難做，也對不起對方……」

我慶幸我媽終於又多問了一些。

我們在工地裡鑽來鑽去，過程中我媽告誡了我十多遍不要對別人講同性戀這件事。公寓格局方正，地段也好，但我媽強調前後可能會蓋樓房，擋住採光（我心生疑惑：去廟裡抽籤之前不是說採光良好嗎？）。回家之後我幫忙附和，為籤詩背書，也為放棄這棟房子緩頰。

而今天我想再推進一些，於是我把《親愛的爸媽，我是同志》這本書拿了出來，交給我媽。還來不及解說，我媽看了一眼書名，連忙收在背後說：「不要讓你爸看見，他不能接受。」

我習慣於我媽的緊張，但我有點後悔，這次也應該同時在他們兩人面前把書拿出來，才能直接過濾掉我媽的過慮，讓她沒有機會阻擋我爸看到這本書。後來我媽叫我先把書收在房間，她找機會再勸爸爸。我問她爸爸對這件事的想法如何，我媽說他還是不能接受什麼試管嬰兒或領養之類的事。

我知道要讓我爸去接受這些前衛的玩意兒是太苛求了，但根據以前的經驗，我媽有時會把她自己的臆測轉述為我爸的反應。我很想知道我爸現在真正的想法是什麼，於是我直接問他：「爸，你對我昨天講的事會不會失望，或者生氣？」

我爸停頓了一陣子，他跟我說：「同性戀應該是一種病吧？不然正常男人怎麼可能會喜歡男人？」

我真的有被虐的傾向，在他問出這麼經典的問題之後，我覺得真是好極了。這也不是辯論或衛教的時候，我只跟他說醫學上不認為這是疾病，而且也不需要治療。

我爸說：「這還是病啦怎麼不是病，以後應該還是有方法醫的啦！」我也就不再澆熄他的一線希望。

今天總算正常一點了，我媽對《親愛的爸媽，我是同志》過敏，並且不斷交代不要聲張。我爸對同性戀果然不能認同，固執成為他的一份力量。對他們而言，這些可能才是比較「健康」的面對方式。

不過我媽已經比我想像中堅強很多了。她對我說，這件事就是自然而然的，我們也不能改變什麼。在我媽媽這樣極度欠缺同性戀資訊的人生背景中，能夠一下子接受這是件自然而然的事，實在讓我很訝異。

我爸呢？他真的年紀大了，以前他遇到無法釋懷的事情都是用暴怒來回應，現在遇到這麼天大的事（他也應該會覺得這是天大的事吧？），他竟然從頭到尾沒有激動，剩下的只有幾分並不強勢的固執，我其實有點心疼。但也如同以往一般，我沒有用更多的溫柔去貼近他。

晚餐，我和幾個高中同學、學長姊約吃飯，其中包括了說可以借我卵子生小孩的女同學和她的男友。我很早就跟他們這對情侶出櫃了，我的第一任男友還被我帶去見過他們，簡直像是某種小姑小叔的角色。

經由電話，他們兩個前一晚就知道我出櫃的即時情況，我也向女同學說我爸對於借她卵來生小孩這件事頗感興趣。他們情侶兩人經過一夜討論，決定要是男方生不出來，就取我的精子一用。截至目前為止，我們都還在惡搞這個話題的階段。

不過比較實際的是，我跟他們討論，今晚的聚餐要不要也一併對其他人出櫃（其中一個學姊就是我在機場遇見的那位）？他們頗替我猶豫，事實上，我也不想忽視我媽對出櫃的焦慮。就算再熟識的朋友，都還是有可能不經意地透露這件事，而同性戀的話題在金門的確可能光速傳播，對我爸媽而言還是太難承受了。我希望能再多幾年時間，讓我爸媽長出一點力量，於是就暫緩了更大規模的出櫃計畫。

✢ ✢ ✢

回金門第四天，馬照跑，舞照跳，我爸繼續痛罵蘇貞昌選前的眼淚沒有真心，我媽第兩萬遍提醒我不要讓別人知道我的事情。

午餐過後，媽媽來到我的房間，戴起老花眼鏡，開始看《親愛的爸媽，我是同志》。

我很不好意思，這是很感人的場景，可是我不知道怎麼給予感人的回應。我媽也很平靜，沒有我想像中的垂淚或發抖，她是很認真地來了解的。我不知道該不該用堅強來形容她，總覺得這樣簡化了我媽的性格。我媽年輕時經歷過許多風浪，每件都足以留下風霜，可是她真真實實地把我哥哥姊姊帶大。在我出櫃之後，似乎又看到她面對重大失落時，那種自然而然的堅定與沉穩。母親對我而言，依然是既貼近又難以論斷的存在。

她翻著前言，支吾了兩聲，問我：「你們在當醫生的時候應該也有看過A片吧？難道對那個沒有興趣？」

儘管這個問題的前半句很怪異，但我該回答的是後半句：「有啊，看過很多，但是我只想看男生，對女生還是沒有興趣。」

我媽又再問我一次有沒有可能改變。我跟她說，多年來都是這樣，以後也不太可能改變。「我不想給你們不切實際的期待。」

我媽沒有露出太傷感的表情，繼續看著書，然後一邊跟我說：「阿公那邊，要是以後再問你有沒有女朋友，我就會跟他說『有啦，他有交過女朋友，後來覺得不適合就分手了，後來他去找過算命的，算命的跟他說要晚婚比較好。』」

我媽看看我，附加一句：「這樣你阿公才不會一直要幫你介紹。」

我很驚訝，我媽的確很快長出力量，這力量圓潤完好、世故得體，是她精熟的應對進退，不需要自以為是的兒子干預指導。

我媽一頁一頁地翻下去，我一邊在臉書上貼文：

現在我媽坐在我旁邊看著《親愛的爸媽，我是同志》，我覺得真是太屌了！

我媽看完第一個故事，她說眼睛痠了，老花眼沒辦法看太久，書繼續放在我的桌上，等她想看的時候再來看。

就這樣，這本書和她保持著雙方都能接受的距離，就好像我期待的出櫃關係一樣。

✢ ✢ ✢

第五天，我要回台灣了，早上起來，一如以往地洗碗。我想著，最後一天了，我是不是該跟爸媽說些什麼。想了許久，我還是不知道該講什麼好。

整理好行李，坐在客廳和我爸一起看電視。到了該出門的時間，我抱了抱他，跟他說了一聲「謝謝」。

這聲謝謝，對我來說意義深長。喜好奚落世事如我，其實頗為服膺父母子女生來相欠債的因緣觀。大概是從小討厭父親，一筆一筆地記著帳，長大後，我發現他越來越沒有能力被我討厭，這些帳變得無可清償。於是我下意識地背對著對於父親的同情或親暱，保持相敬如賓的距離。

現在，儘管再怎麼自信傲骨、把同性戀當成不可侵犯的自我認同，我還是想謝謝他對於這件事的包容退讓。

帶著這樣不甚戲劇式的出櫃故事，我搭飛機回到了台灣。這五天的旅程（對啊，就像旅程一樣）就這麼起始、結束，沒有哭泣擁抱，也沒有說誰愛誰。情感包覆在簡短的問答之下，三分火候，剛剛好的溫熱。

回程飛機上，我回想著在台灣同志諮詢熱線協會和許多同志父母交手的經驗，到頭來依然不會有人的爸媽是完全一樣的。父母到底怎麼想、怎麼看、怎麼吞嚥這份膠著的情感，我還是永遠摸不清，正如同爸媽們也永遠摸不清小孩的想法吧。

但這個結論太簡略了，從爸媽的知情，到他們長出力量，也許還有一段很長的距離。一切並不會因為「我是同性戀」這句話而起了魔術般的改變，該走的路、該談的話、該反芻的情緒，還是會在電話的兩端，父母與兒子的瑣碎問候裡，一點一點湧現。

【多些認識，少些誤解】

❖同志的下一代

很多人以為同志不會有小孩，事實上，許多同志想要生養小孩（無論是否有血緣關係），也為了養育小孩做充足的準備，但礙於現今的法律限制、權益尚不平等，因此求子之路困難重重。

台灣早在二〇〇五年即有「女同志媽媽聯盟」成立，關心同志家庭生養小孩的權益與可行性，後正式更名為「台灣同志家庭權益促進會」，目的是讓政府與社會大眾正視同志家庭的存在與正面價值，並給予相對應的人工生殖法案、生育政策、成家政策等支持。

台灣的《人工生殖法》目前僅限於不孕已婚夫妻能夠適用，而排除掉了非婚伴侶、同志伴侶及單身者。因此有些女同志會找男性幫忙貢獻精液，用滴管將精液注入自己的陰道以懷孕生子。也有些同志會出國尋求人工生殖或代理孕母，為了生養下一代付出龐大的時間與金錢，但因為毅力堅定，更願意好好照顧孩子。

依台灣的法律，單身者可以收養小孩，因此有些同志伴侶會由其中一方以單身身分申請收養，但在實際操作層面上，單身者在收養評估程序中常被認為資格不足，能成功收養的案例少之又少。每年台灣都有許多在異性戀關係中誕生卻被遺棄或遭虐待的孩子需要出養，但常找不到出養家庭，或者必須跨國出養，反觀單身者或同志伴侶要收養小孩卻難如登天，這也是國內收養制度需要再討論之處。

14 ╱

我們必須記得

我必須記得，也要讓更多人記得，

遺憾不被遺忘，是爲了不要再讓更多人傷心。

受傷無法避免，但在跌跌撞撞中，

是否還能有最基本的公義？

是否還能讓每個孩子長成大人之後，相信自己值得被愛，

並且，願意愛自己？

如果制服包裹了青春，脫下校園生活之後，是否有人已經支離破碎？

在門診裡，我們常常要承接每一個裂解的生命，拼湊受難的地圖。彌補創傷的方式，不是蠻橫地縫合，而是讓傷痕開口說話，讓游離的心靈選擇自己的處方。

「高二那一年，我跟班上的女同學在一起，被導師發現，導師馬上把我出櫃，打電話到家裡告訴我父母，然後我就被禁足，直到畢業。被禁足的日子裡，一到放學時間，爸爸就會開車來接我回家，我不能去其他地方，不能再跟任何同學聯絡。爸爸沒空的時候，就會找另一個叔叔來載我。這個叔叔，後來性侵了我十幾次……」

叔叔說，是爸爸派他來「矯正」她，讓她知道男人有多好。

她花了六年才念完大學，因為中間數度復發憂鬱症，每次她被性侵的惡夢嚇醒之後，就會把頭髮剃光，因為叔叔最喜歡把手指插入她的長髮中，像是黴菌的菌絲，牢牢地抓住她的髮根、還有她頭皮下的記憶。

「椅子啊……坐下去之前一定要先看清楚，有時候是剩飯，有時候是膠水，也有過……整把美工刀插在上面。」他面無表情地說。

這是他的國中生活，插美工刀的同學看他沒有坐上去，用可惜的口氣說：「死屁精，怎麼沒戳爆你的屁眼！」

對他來說，反抗是無用的，辯解是徒惹是非的，輔導室是裝飾用的，老師是裝聾作啞的。因為，娘娘腔是沒有人權的。

他轉學，念了三所國中，處境都沒有改善，因為個子瘦弱，聲音拔尖，臉色蒼白，動作彆扭，不夠優秀到被老師保護，又不夠平凡到足以隱形，全身上下都不合格，人生唯一得到的冠軍，就是成為霸凌的首選。

人間失格。

如果人生有許多分岔，他的每條路都可能走進絕壁。我戰戰兢兢地問，你是怎麼活下來的？他說，有個同情他的總務處幹事，讓他去上總務處旁邊的教職員廁所，於是，他每節下課都待在那邊躲避人群。吃飯在那邊，看書在那邊，恍惚在那邊。

割腕，也是在那邊。

他有很長一段時間都覺得廁所的臭味是最安全的味道，他不敢呼吸新鮮空氣，因為娘娘腔沒有資格呼吸新鮮空氣。

媽媽帶著他來到門診。他目光炯炯，一身英氣，健保卡上的身分證字號是「2」開頭，而且，他才小學四年級。

媽媽說他從小就不像女生，喜歡的玩具是汽車、機器人和恐龍，剪破了好幾條裙子，從幼兒園就爬上爬下當孩子王。媽媽知道這是他的天性，知道每個人的特質不應該被男女的刻板印象局限，但媽媽也知道，他周遭的人不一定能理解。媽媽也想知道怎麼與他相處、怎麼陪著他快樂長大，於是帶他來到診間。

時代在進步，診間看到的父母樣貌也逐漸變化，不再是一味地否定和衝突。我們一起討論怎麼讓他的環境更友善，和他一起思考該怎麼應對外界的眼光，怎麼做才能生活得更自在，什麼時候學會妥協，但不傷及對自己的認同與肯定。

很難很難，但是媽媽願意努力，孩子也聰慧勇敢。這個世界崎嶇不平，他們抓緊彼此，腳步沉穩，但不用跟著大眾亦步亦趨。

兩年多之後，媽媽又帶他來到門診。剛上國中，學校制服男女壁壘分明，規定「女生」夏季制服必須穿裙子。他抵死不從，被記了好幾次小過。他向學校老師爭取無效，媽媽也幫忙與校方協調，但學務主任認為不穿裙子「嚴重影響校譽」，拒絕任何讓步。好在學校輔導室有一位對同志友善的老師穿針引線，終於爭取到唯一的解方：請他們到精神科門診開立診斷書，證明他有「性別問題」，才可以不用穿裙子。

我聽到這樣的訴求，不免啼笑皆非，醫學診斷書並不是用來干涉一個學生該不該穿裙子的。我能體會輔導老師已經盡了最大努力，也可以理解校方的作法是要避免學生取得特殊權利增加學校管理的負擔。但跨性別的特質是與生俱來的，並不是這個學生想要什麼特權，他只是希望能夠好好地成為如實的自己。

幾經思考，決定還是開出這張診斷書，診斷書上說明這位學生是「性別不安」，並非疾病或問題，請校方依《性別平等教育法》之內涵，提供性別平等之學習環境，尊重及考量學生之不同性別、性別特質、性別認同或性傾向，並對因此處於不利處境之學生積極提供協助，以改善其處境。

✢ ✢ ✢

診間不過是社會的一隅，我們從中看到了片段的事件、濃縮的情節、拓印之後的憂鬱。外面世界的人生，更是連綿不斷的驚心動魄。

人生最深的創傷、最惡毒的對待，就是整個世界否定了你的存在，彷彿你是怪胎，不值得被愛。

許許多多的同志在成長過程裡，都曾以為自己是世界上唯一的差錯、不可說的隱疾。同學的羞辱讓自己噤聲，師長的否定讓自己絕望，反同團體大力運作的「學校教育不可以提到同志」，讓自己灰飛煙滅。

身為一個兒童青少年精神專科醫師，我很清楚，適齡的性教育，就是越早開始越好，國小前就開始絕不嫌早。而適當的性教育內容，必須完整地包括情感教育、情慾教育、性別平等教育、性侵害／性騷擾／性霸凌的防範教育、生殖健康教育，還有理解不同性別、性傾向的教育，當然也包括完整的同志教育。這些都環環相扣、缺一不可，就好像學習注音符號，不可能只挑其中幾個來學，其他假裝沒看見，這只會讓學生目不識丁、有口難言。

缺乏及早開始的性別教育，不僅會讓性少數的孩子生存艱辛，更會讓所有孩子都暴露在不教而殺的危險之中。

看到反對性平教育的公投在電視上、網路上、街頭巷尾傳播，我又無法抑止地想著，當這些汙衊、貶低、扭曲的語言意圖洗去非主流族群的存在時，接收到這些訊息的兒童與青少年們，究竟過著怎樣的日子？

我想起石濟雅，想起林青慧，想起她們留下的遺言[1]：

社會生存的本質就不適合我們，每日在生活上，都覺得不容易……

我想起葉永鋕[2]，想起葉媽媽陳君汝女士在高雄同志遊行時說的話：

因為你們沒有錯，你們沒有錯……因為我的孩子，要不是因為我的無知，他不會死。……我只是一個務農的農家，站在這裡出來講話，賺你們的眼淚，這種悲哀。孩子們，你們要勇敢，天地創造你們這樣的一個人，一定有一道曙光讓你們去爭取人權，要做自己、不要怕，你們不要怕，你們要幸福要快樂。

然後，我還想起楊允承[3]，這個在二十一世紀的台灣，在繽紛盛大的同志遊行隔天，依然因為性別氣質，孤孤獨獨地被逼到絕路的孩子。

楊允承在他的遺書裡寫著：

註1——一九九四年，就讀北一女資優班的石濟雅與林青慧，在蘇澳的一間旅館燒炭自殺，共同留下一份遺書，自殺原因終究不是任何旁人所能斷言。

註2——二〇〇〇年，就讀屏東縣高樹國中的葉永鋕，因為陰柔的性別氣質遭到同學霸凌，不敢在下課時間去上廁所，四月二十日，葉永鋕在接近下課時去廁所，後來被發現倒臥血泊中，送醫後不治死亡。此事拍攝成紀錄片《玫瑰少年》，並催生了《性別平等教育法》的修訂，成為台灣性別教育史的重要事件。

註3——二〇一一年十月三十日，鷺江國中十三歲學生楊允承，疑似因在校遭到霸凌、被嘲笑「娘娘腔」，跳樓自殺身亡。前一日是吸引世界各地超過五萬人參與的台灣同志遊行。

即使消失會讓大家傷心
卻是短暫的
一定很快就被遺忘
因為這是人性。

所以我必須記得，也要讓更多人記得，遺憾不被遺忘，是為了不要再讓更多人傷心。

每個成人，都從兒少時代走過，校園中的喜怒愛樂可能是成長的重要養分，也可能成為終生的創痛。人不可能在無塵無垢的環境中成長，受傷無法避免，但在跌跌撞撞當中，是否還能有最基本的公義？是否還能讓每個孩子長成大人之後，相信自己值得被愛，並且，願意愛自己？

如果在可見的未來，人類不分性傾向、性別認同、性別氣質，終將能夠得到平等的對待，我們能不能多努力一點，讓社會教育更加扎實，讓大眾進步得快一些，讓這段辛酸的時代盡快成為歷史？

✢ ✢ ✢

開完那張「性別不安」的診斷書之後，隔次門診，我好奇地問他：「就我對你的了解，你應該有很多辦法可以躲過老師或主任，讓他們不會發現你沒穿女生制服裙吧？」

他慧黠地笑了笑，點點頭。

「那……你為什麼還是想跟他們爭到要來開診斷證明書呢？」

他說：「雖然我很會應付他們，但是有些人不會。」

原來，他們班上還有另一個男同學，個子瘦小，成績不太好，沒有他那麼聰明大方，跑步都跑最後一名，常被同學嘲笑沒雞雞，連老師都嫌他「太像女孩子」。

在他的學校裡，家長會長要求每班老師在作業裡夾著反對同性婚姻的文宣，讓學生帶回去給家長看，裡頭充滿汙衊同性婚姻的謠言。其他同學大都隨手把文宣扔了，但那個瘦小的男生卻盯著文宣，眼神空洞，看了好久好久。

他想要保護那個男生，他知道沒辦法幫他變強壯、變大方、變成「大家喜歡的樣子」，但是他知道，只要自己夠勇敢，就可以讓這些不敢講話的人變得更堅強一些。

「我也被很多老師說不乖啊、故意鬧啊、找學校麻煩啊！」他說：「但是，我知道我媽媽會懂我在幹嘛。」

我看著他與他的媽媽，驚訝於國一學生如此早熟，也為他們的親子關係感到驕傲。

「你知道嗎?有一天你也可能成為爸爸、成為爺爺，」我對他說：「五十年之後，這個社會會很不一樣。我希望社會變得更好，到時候，你的孫子、孫女們會很驚訝，五十年前竟然有人被規定只能穿裙子，竟然會有人因為娘娘腔被欺負，因為他們的世界早就不是這樣了。然後他們會知道，他們的爺爺曾經用自己的力量幫助別人、改變錯誤的事。他們會知道，爺爺是個不乖又偉大的人。」

未來，會紀念這些曾經不乖的人。

多些認識，少些誤解

❖ 性別平等教育

一九八八年，婦女新知基金會檢視中小學教科書中的性別刻板印象，出版《兩性平等教育手冊》，提出檢討及建議，此後陸續出現在國民教育中加入當代性別教育的聲浪。一九九六年，《教改總諮議報告書》納入落實兩性平等教育的政策建議。一九九七年，教育部成立兩性平等教育委員會。二〇〇〇年發生的葉永鋕案，深化也豐富了當時正在草擬的《性別平等教育法》。二〇〇二年，台灣性別平等教育協會成立，除辦理種子講師培訓、各級教師研習、編寫書籍教案，並協助推動性別平等教育立法。

二〇〇四年《性別平等教育法》通過實施，此法的宗旨是以教育方式教導尊重多元性別差異，消除性別歧視，促進性別地位之實質平等。十多年來，在性別平等教育的推動下，年輕世代的性別平權意識顯著進步，並影響台灣社會風氣，促使女性的工作、教育、家庭權益較受保障，讓男性不再受限於傳統性別框架，也讓多元性別族群更被認識，奠定了台灣婚姻平權的基礎。

然而，反挫力量也隨之而起，許多反同團體不願承認同志族群的存在、也不願同志族群享有基本人權，因此性別平等教育成為反同團體攻擊的重點。近年網路充斥各種對於性別平等教育的抹黑，例如「國中教科書將教性解放、性滿足、性愛自拍、鼓勵統計性伴侶人數、師生戀、人動物戀等禽獸不如政策」之類的謠言在網路社群大量轉貼。儘管許多事實查核網站已具體駁斥此類流言，第一線的授課教師仍承受極大壓力，甚至被迫減少性別教育及性教育的課程質量，成為台灣性別平等運動的重大危機。

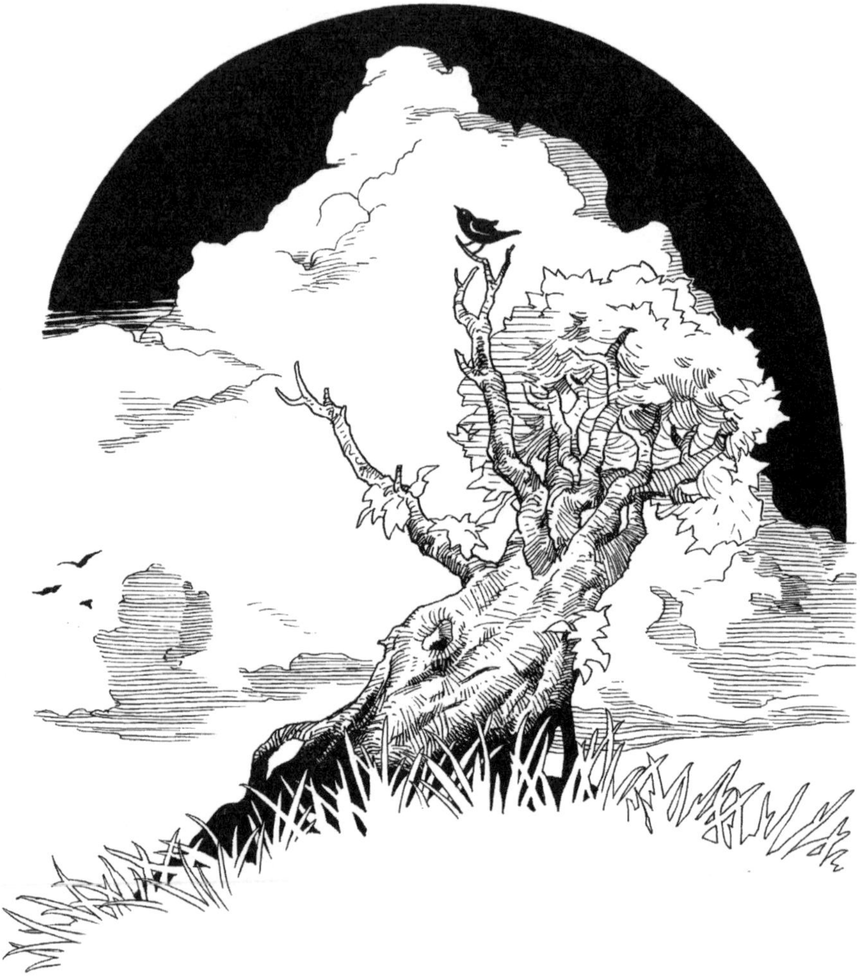

那些同志親友的考古題

#同性戀是異常嗎？

Q1／同性戀是病嗎？是罪嗎？還是道德上的缺陷呢？
Q2／同性戀是變態吧？怎麼會正常？
Q3／我們中國人說天地陰陽，就是要一男一女才是天理啊！不是嗎？

A：

同性戀現象在過去數千年其實都跟「疾病」沾不上邊，直到十九世紀末，才開始被一些西方的精神病理學者認為是一種「異常」，最著名的是維也納的精神科醫師克拉夫特—埃賓（Richard von Krafft-Ebing），他在著作《性精神病理學》

（Psychopathia Sexualis, 1886）中認為：性變態、同性戀等行為是歸類為體質退化的異常。

同時期另一位著名的精神分析學派創始人佛洛伊德（Sigmund Freud, 1856-1939），後世經常誤以為他將同性戀視為疾病，事實上，根據一九三五年佛洛伊德寫給一位男同性戀的母親書信中，可以看出佛洛伊德認為同性戀並非疾病，亦非退化，更不需引以為恥[1]。

二十世紀上半時期，同性戀在西方醫學中被視為異常，還一度被美國精神醫學會放入《精神疾病診斷與統計手冊》中。直到心理學家伊芙琳·胡克（Evelyn Hooker）在一九五七年所發表的研究發現同性戀與異性戀者並無差異，證實男同性戀的心理健康狀態及適應能力並無本質上的障礙。此後，眾多研究反覆驗證了同性戀並非心理異常，也不是疾病，終於讓美國精神醫學會在一九七三年，將「同性戀」從診斷手冊中移除。而世界衛生組織也進行類似的科學審查程序，於一九九〇年將同性戀從「國際疾病傷害及死因分類標準」（International Statistical Classification of Diseases and Related Health Problems, ICD）中刪除。因此，醫學界早已證實同性戀並非異常，只是人類各種自然的性傾向當中的一種罷了。

#同性戀可以治療嗎？

Q1：醫生，你可以把我的孩子「改回」異性戀嗎？

Q2：同性戀要怎麼治療？

A：

許多同志的父母會問我，可不可以「治好」他的孩子，「治療」他的同性戀，讓他「變正常」，「喜歡異性」。其實，父母親在提出這個請求時，背後有許多焦急和辛酸。有些父母根本不了解同志是什麼，因此停留在「同志很可怕、很悲慘」的錯誤印象，自然難以接受自己的孩子是同志。有些父母雖然理智上可以同意「同志沒什麼不好」，但這種接受程度僅僅停留在「別人家的孩子是同志沒有關係、不干我的事，但是我的孩子是同志就不行」。

註1 —— Freud S.: Letter to the mother of a homosexual son. In Freud E. L. and T. Steven & J. Stem (Trans.), Letters of Sigmund Freud. New York: Basic Books, 1960:423-4. (Original letter written in English in 1935)

追根究底，父母親心中的疑慮千迴百轉，擔心孩子是同志會被欺負，擔心孩子是同志就會學壞了，擔心孩子沒有辦法生養下一代，擔心孩子在社會上無法立足，擔心親戚朋友的閒言冷語，擔心……而這些擔心，往往讓親子之間無法冷靜地聽對方傾訴，也難以好好體諒對方的憂慮，千言萬語只化做「醫生，你要治療他」。無奈的是，這樣的要求只是將親子關係越拉越遠。同志聽到父母親講出這樣的話，會覺得父母親否定了自己的存在，而更難溝通下去。

在醫學上，真的有辦法或有必要去「治療同性戀」嗎？

首先，正如前面所述，同性戀根本不是異常，也不是疾病，因此根本不存在治療的理由。

再者，過去幾十年當中，曾有許多嘗試把同性戀扭轉成異性戀的事件，甚至有一些寫成了研究報告。扭轉的方式包括：給當事人觀看同性的裸露照片，同時給予嘔吐藥物，造成當事人的制約反應，從此看到同性的性感照片就會嘔吐；也有同時用電擊方式造成當事人對於同性慾望的恐慌害怕，還有利用心理壓力、宗教規誡或洗腦式的禱告等等。但這些方式，最終被發現只是在壓抑和迫害當事人的真實情慾，表面上造成當事人「不敢再喜歡同性，或是對同性感到害怕」，事實上完全無法讓人因此喜歡異性，甚至在經歷這些恐怖「治療」之後，當事人得到憂鬱症或長期創傷反應，甚至自殺者也屢屢出現。

因此，性傾向的「轉化治療」（或稱扭轉治療、矯正治療，泛指改變性傾向的手段）早已是先進國家醫學倫理的禁忌。美國兒科醫學會早在一九九三年就發表聲明：「意圖改變性傾向的治療不應進行，因為可能引發罪咎感與焦慮，而其極少或不可能改變性傾向[2]。」美國精神醫學會亦在二〇〇〇年發表立場聲明：「反對任何基於認為同性戀本身為精神疾患，或是個案應當改變其性傾向的假設，而進行的精神醫學治療[3]。」

二〇一三年十月，於巴西召開了第六十四屆世界醫師會（World Medical Association）大會，會中通過〈人類多元性傾向聲明〉[4]，更具體指出：「世界醫

註2——American Academy of Pediatrics Committee on Adolescence: Homosexuality and adolescence. Pediatrics 1993;92(4):631-4.

註3——American Psychiatric Association. Commission on Psychotherapy by Psychiatrists: Position statement on therapies focused on attempts to change sexual orientation (reparative or conversion therapies). Am J Psychiatry 2000;157(10):1719-21.

註4——World Medical Association: WMA Statement on Natural Variations of Human Sexuality, Adopted by the 64th General Assembly. Fortaleza, Brazil. 2013.

師會主張，不論採用精神醫學或心理治療方式，皆不應將治療重點放在同性戀本身，而是放在解決同性戀與宗教、社會、內在規範和偏見之間所產生的衝突。……世界醫師會譴責所謂的『轉化』或『修復』療法。這些作法構成對人權的侵害，更是不合情理的行為，應被譴責並接受制裁與處罰。醫師參與此類行為的任何步驟都將違反醫學倫理。」

綜合這些最具有公信力的專業醫學會意見，一個遵守醫療倫理的醫師，不應該企圖改變一個人的性傾向。

讓人擔心的是，社會中依然有部分人士宣稱可以經由宗教的力量改變性傾向[5]，但這是毫無科學根據的。尤其藉由宗教包裝規避醫學倫理，造成同志的親人不切實際的期待，讓親子之間的關係更惡化，甚至造成當事人永久的傷害。在同志的家長心情相當脆弱無助時，要特別小心病急亂投醫造成的遺憾。

#同性戀在人口中的比例

Q1：這世界上同性戀很少吧？我以前都沒有看過。
Q2：我看網路上有牧師說，真的同性戀者只有萬分之二，這是對的嗎？
Q3：是不是社會太自由了，同性戀才越來越多？

A：

許多同志還有同志的親友都很好奇，到底這個社會上有多少人是同性戀？網路上、媒體上或街頭巷尾聽到的說法差異很大，到底什麼才是可信的？

事實上，許多不同的調查或研究都試著估算同性戀與雙性戀在人口中的比例，但這些人口學的研究，常隨著研究方法的差異、社會文化的壓力與氛圍，而

註5——成立於加拿大的「走出埃及全球聯盟」(Exodus Global Alliance) 即為一例。然而在二〇〇七年六月二十七日，聯盟創辦人之一邁克．比西 (Michael Bussee) 正式發表公開道歉書，承認該組織製造對自我的仇恨，而且對於改變性傾向毫無幫助。在台灣，走出埃及協會仍持續營運中。

有極大的落差。舉例來說，如果在一個非常保守、對同性戀有嚴重汙名的國家做調查，受訪者勢必不敢承認自己是同性戀或雙性戀，那麼自然會得到非常低的數字，無法反應事實。另一方面，如果研究進行調查的過程中，無法給受訪者自在、安全、隱私的感受，受訪者也難以放心回答真正的答案，因此低估了同志的比例。就算調查的過程相當謹慎，研究的設計和定義也可能影響受訪者的作答。以同性戀的定義來說，常用的至少就有三種：性吸引（對於同性有性的吸引和慾望）、性行為（和同性發生過性行為）、性傾向認同（認為自己是同性戀）。因此採用不同的定義，也可能得到不同的結果。

一九九五年，有學者針對美國、英國和法國的成人，以全國代表性樣本估計，受到同性吸引的人，或在十五歲後發生過同性性行為者，男性的部分，美國有二〇．八％、英國十六．三％、法國十八．五％；女性的部分，美國十七．八％、英國十八．六％、法國十八．五％。這個比例相當高，除了因為定義比較寬鬆之外，也可以看出有許多人可能同時有異性戀和同性戀的經驗[6]。

而更近年的研究，美國最大型的調查是二〇一〇年的「全國性健康與性行為調查」（National Survey of Sexual Health and Behavior），其中十八至四十四歲男性自陳為同性戀或雙性戀的比例為六．八％、女性則為四．五％[7]。

那麼台灣呢？中央研究院社會學研究所在二〇一一年針對北台灣二十四到二十九歲青年做調查，有二．八五%的男性自我認定是同性戀、女性有五．二一%，且有八．八六%男性和二十七．六五%女性自我認定「不是異性戀」[8]。再後來，二〇一二年的「台灣社會變遷基本調查」則顯示人口中四．四%為非異性戀[9]、二〇一五年中山大學基本調查則有十二．四%的受訪者非異性戀[10]。

註6——Sell RL, Wells JA, Wypij D: The prevalence of homosexual behavior and attraction in the United States, the United Kingdom and France: results of national population-based samples. Arch Sex Behav. 1995 Jun;24(3):235-48.

註7——Herbenick D, Reece M, Schick V, et al: Sexual behavior in the United States: results from a national probability sample of men and women ages 14-94. J Sex Med 2010;7(Suppl 5):255-65. doi:10.1111/j.1743-6109.2010.02012.x

註8——Yang WS, Lee YF: Sexual Orientation of Youth at Early Adulthood Stage in Taiwan: Research Results from Taiwan Youth Research Project. Survey Research- Method and Application. 2016;35:47-79.

註9——章英華、杜素豪、廖培珊主編：《台灣社會變遷基本調查計畫第六期第三次調查計畫執行報告》。中央研究院社會學研究所，二〇一三。

註10——吳秋園：二〇一五年中山大學基本調查。2015。http://nsysus.blogspot.tw/2015/07/blog-post.html。

如上所述，由於研究調查過程中可能造成出櫃的風險，普遍認為上述數據仍可能低估了性少數的比例。整體來說，不論國內外，保守估計至少有五%以上的人口是同性戀者，而可能有超過十%的人口「不是異性戀」。以台灣兩千多萬的人口，換算同志族群超過百萬人，甚至更多。

這麼龐大的數字，在過去保守、壓迫的年代中一直都不被看見，也才會造成這麼多人必須隱藏自己的性傾向，經歷這麼殘酷、不被肯定的人生。

#同性戀的成因

Q1：同性戀是遺傳的嗎？我們兩邊家族都沒有這種東西啊！

Q2：他是不是被帶朋友帶壞才會變成同性戀？

Q3：同性戀的成因到底是什麼？

A：

關於同性戀性傾向的成因，從二十世紀中期以來就有過很多的探討。早年的研究大多是針對心理與社會因素，其中對於人格特質及心理防衛機轉的研究，最後皆顯示同性戀族群與異性戀族群並無二致[11]。曾有一項廣為流傳的親子關係研究，聲稱「男同性戀肇因於過度緊密的母子關係，以及具敵意或疏遠的父子關係」，這個說法至今在網路上還一直被散播，但其實這個研究早就被大型非臨床樣本所「否定」了[12]，網路上許多流傳的說法常常都是謠言，要特別小心。

大約從一九八〇年代起，對於同性戀成因的研究轉向生物因素的分析。雙胞胎研究指出：男同性戀者的同卵雙胞胎兄弟有五十二%亦為同性戀，同一研究中，異卵雙胞胎一致比率為二十二%[13]；女同性戀者的同卵雙胞胎姊妹有四十

註11——Biernbaum MA, Ruscio M: Differences between matched heterosexual and non-heterosexual college students on defense mechanisms and psychopathological symptoms. J Homosex 2004;48:125-41.

註12——Evans RB: Childhood parental relationships of homosexual men. J Consult Clin psychol 1969;33:129-35.

註13——Bailey JM, Pillard RC: A genetic study of male sexual orientation. Arch Gen Psychiatry 1991; 48:1089-96.

八%亦為同性戀，而異卵雙胞胎一致比率為十六%[14]。

從雙胞胎的研究可以推測，遺傳因素對於性傾向佔了顯著的影響力。除此之外，還有好幾個神經內分泌和神經解剖學的研究，試圖找出同性戀的生理成因[15]，[16]但到目前為止，都沒有任何單一因子被證明和同性戀性傾向有因果關係。

我知道，許多人希望從科學中獲得「究竟同性戀的成因是什麼?」的答案，然而，人類行為本來就具有高度多樣性，難有單一而簡易的解答。我從來就不認為爭辯「先天後天論」能夠解決與同志相關的法律議題、人權議題、社會議題，以及最重要的：人與人之間的尊重與悅納。

而不論是先天或後天論，我都看過太多同志的父母親因此受傷：恐懼於自己的基因不好、責怪另一方家族的基因有問題、內疚自己懷孕時吃了感冒藥、擔心自己的婚姻不幸福造成孩子是同志……

身而為人，痛苦已經很多了，為什麼還要作繭自縛?

目前已知、可信的科學證據，都顯示性傾向不是一種選擇（不是自己選擇去當同性戀）。既不是因為小孩被帶壞，也不是社會風氣開放讓孩子模仿成為同性戀。一個人的性傾向不是學習而來，也不是外力可以改變的。

就像是我問過無數的異性戀，他們也都一樣，喜歡一個人，就是這麼自然而然，旁人無法幫忙定義，也沒有必要糾結在是先天還是後天造成的。

#社會大眾對於同志的態度變遷

Q1：台灣人不會接受同性戀吧？我認識的人沒有一個能接受的！

Q2：你做同性戀，以後在社會上抬得起頭嗎？在公司裡頭不會被看不起嗎？

註14——Bailey JM, Pillard RC, Neale MC, et al: Heritable factors influence sexual orientation in women. Arch Gen Psychiatry 1993;50:217-23.

註15——Ellis L, Ames MA: Neurohormonal functioning and sexual orientation: a theory of homosexuality/heterosexuality. Psychol Bull 1987;101:233-58.

註16——LeVay S: A difference in hypothalamic structure between heterosexual and homosexual men. Science 1991;253:1034-37.

A：

社會對於同性戀的態度變化相當快速，許多同志的父母擔心孩子身為同志，未來一輩子會被歧視。事實上，在最近這短短的十年中，社會大眾對於同志的態度已經發生了劇烈變化，尤其是越年輕的族群對於同志的接受度越高，覺得同志就是常見的、正常的一般人而已。未來的社會，同性戀很可能會越來越得到平等與尊重，漸漸不再因為性傾向的身分而被異樣看待。

從這幾年對於同性婚姻的社會討論，也可以看出端倪。根據中央研究院於二○一三年四月發表之《台灣社會變遷基本調查計畫第六期第三次調查計畫執行報告》[17]，面訪了兩千一百三十四位民眾，其中五十二．五%的民眾認為「同性戀者也應該享有結婚的權利」（含同意及非常同意），三十．一%則反對此命題（含不同意及非常不同意）。該研究為近年來針對類似議題最為嚴謹的調查方式，顯示台灣社會逐步變遷，支持同性婚姻的民眾已超過反對者。

由於儒家文化對於家庭親族系統相當重視，同性關係挑戰了儒家主義所強調的延續家庭血脈價值，但台灣是亞洲民主化程度最高的國家之一，近二十年來，台灣對同志寬容度之提升幅度比起中國、日本以及韓國還要高，有研究指出此一態度轉變主要受到世代更替，以及世代內長期態度改變影響，其中較年輕的、高教育程度者、女性與非基督徒，對同志寬容度較高[18]。

#醫學對於同志的觀點

Q1：雖然醫生說同志不是病、不用治療，為什麼我還是覺得「怪怪的」？

Q2：新聞上看到的同性戀，感覺都很有問題啊！難道不是這樣嗎？

註17——章英華、杜素豪、廖培珊主編：《台灣社會變遷基本調查計畫第六期第三次調查計畫執行報告》。中央研究院社會學研究所，二〇一三。

註18——Cheng, YA, Wu FF, Adamczyk A: Changing attitudes toward homosexuality in Taiwan, 1995–2012. Chinese Sociological Review. 2016:48, 317–345..

A：

我們生活在媒體的時代，對於平常不熟悉的族群，常會被媒體形塑了刻板印象，但是媒體上會被報導的同志，往往是比較極端或是有新聞可看性的，並不代表同志的全貌，甚至有時會被媒體凸顯負面形象，這其實歸因於社會對於少數族群的歧視與汙名仍無法輕易消解，也因為這樣的「性偏見」（sexual prejudice）[19]，造成同志持續受到壓迫與歧視。

為了改善此一現象，全世界多個著名的專業學會，如世界精神醫學會[20]、美國精神醫學會[21]、美國心理學會[22]、英國皇家精神醫學院[23]，近年來陸續對於性少數議題發表立場聲明，希望能夠改變社會偏見。我將這幾個專業學會強調的觀念整理如下：

一、「非異性戀」的性傾向、性行為、以及伴侶關係，並非疾病，而是人類發展多樣性之正常展現。

二、同性性傾向本身並不會造成心理功能的障礙。

三、如今科學界對於人類性傾向（包括異性戀、雙性戀、同性戀）的成因尚無明確答案，但已知在絕大部分情況下，性傾向並非一種「個人選擇」，亦無可信的研究能夠證實性傾向是由某些特定教養或環境因素所致。

四、許多研究明確指出：只要同性戀、雙性戀、跨性別族群的權利和平等受到保障，該族群的精神疾病罹患率就會下降。

五、聲稱能藉由所謂「轉化」或「修復」步驟，將同性戀者的性傾向轉變的行為，已被許多醫學專業組織以「缺乏有效證據」加以駁斥。因為這些方法不僅不具醫療上之適應症，還會嚴重危害接受治療者的健康與人權，同時滋長對於同性戀與雙性戀的偏見和歧視。

註19——Herdt G, Van de Meer T: Homophobia and Anti-Gay Violence--Contemporary Perspectives. Editorial introduction. Culture, Health & Sexuality 2003;5(2):99-101. doi:10.1080/136910501164128

註20——World Psychiatric Association: WPA Position Statement on Gender Identity and Same-Sex Orientation, Attraction, and Behaviours. 2016.

註21——American Psychiatric Association: Position Statement on Issues Related to Homosexuality. 2013.

註22——American Psychological Association: Answers to Your Questions: For a Better Understanding of Sexual Orientation and Homosexuality. Washington, DC: Author. 2008.

註23——Royal College of Psychiatrists: Royal College of Psychiatrists' Statement on Sexual Orientation. London. 2014.

#跨性別（transgender）

Q1：同性戀和跨性別有什麼不一樣？

Q2：什麼是MtF、FtM？

Q3：變性人、跨性別……這些是一種病吧？

A：

「同志」是個集合名詞，最常涵蓋的是ＬＧＢＴ等族群（當然也不止於此），其中ＬＧＢ分別是lesbian/gay/bisexual的縮寫，亦即女同性戀、男同性戀、雙性戀；而Ｔ指的是transgender，翻譯為「跨性別」。

跨性別其實也是一個很廣泛的族群，在醫學、社會學、性別研究，乃至同志社群當中，對於跨性別的定義可能都有一些差異。雖然常有人說，跨性別者是指「自我的性別認同與生理性別不一樣的人」；但更嚴謹地來講，跨性別者應該是「跨越或超出了社會所定義的性別分類，跨性別者的性別認同與性別表現，與他們出生時被認定的性別不一致」[24]。

同、雙性戀指的是性傾向（我喜歡什麼性別的人？），跨性別指的是自己的性別認同（我是什麼性別？），因此同雙性戀和跨性別是不一樣的。大部分同、雙性戀認同自己的原生性別，並非跨性別者；而跨性別者也有異性戀、同性戀、雙性戀、無性戀、泛性戀等各種性傾向。

跨性別族群當中，有一部分人強烈地感受到自己的性別與原生性別不一致，進一步符合醫學中的「性別不安」（Gender Dysphoria）診斷。

性別不安者可能會經由賀爾蒙替代療法、整形手術、性別還原手術（俗稱變性手術）或各種心理健康服務來減輕其不安。並經由變更身分證性別的方式，以取得與自我性別認同一致的法律身分。

跨性別當中想要變性的人，會稱為 MtF（Male to Female，從原本男性身體轉變為女性）或 FtM（Female to Male，從原本女性身體轉變為男性）。

全球關於變性者人口比例的研究主要集中在歐洲國家。MtF 在人口中的比例，大約介於一萬一千九百至四萬五千分之一，FtM 大約介於三萬零四百至二十

註24 ———— Bockting WO: From construction to context: Gender through the eyes of the transgendered. Siecus Report. 1999; 28(1), 3–7.

萬分之一[25]。但要注意的是：這些是有變性需求的人，實際上廣義的跨性別人口比例應該是高出這個數字許多的。

國內的數據，以內政部的統計資料來看，自民國八十七年至一〇三年十一月，台灣進行性別變更之現住人口統計共五百一十二人，其中 MtF 共二百九十五人，FtM 共兩百一十七人。隨著這幾年的社會包容度略微改善、醫療資訊的流通增加，到醫院進行變性評估的人數也是逐步上升。

跨性別不是一種疾病，性別不安也不是一種疾病。美國精神醫學會從二〇一三年五月開始，已正式去除掉了性別不安的「疾患」（disorder）意涵；世界衛生組織在二〇一八年六月也正式公告將此現象稱為「性別不一致」，並將這個診斷從精神疾病的章節移到性健康相關章節，這些都是跨性別去汙名與去病化的重要里程碑。雖然這些名詞看起來眼花繚亂，但其實性別本身就是這麼多元，性別多樣性是人類必然而且正常的現象，「正常」也不會只有一種標準答案。

註25——De Cuypere G, Van Hemelrijck M, Michel A, et al: Prevalence and demography of transsexualism in Belgium. European Psychiatry. 2007: 22(3), 137–141. doi:10.1016/j.eurpsy.2006.10.002

讀後／

真摯推薦

推薦文

以平常心欣賞多彩的人間

台灣大學建築與城鄉研究所教授
畢恆達

台灣社會這十年來出現一個劇烈的變化，就是同性戀議題的檯面化與激化。無論是異是同，經由媒體報導、街頭示威、釋憲、公投等鋪天蓋地的公開活動，幾乎沒有人可以免於曝光在同性戀議題的訊息與討論之中。

究其原因有三：一、二〇〇四年通過性別平等教育法，將性別平等教育體制化、普及化。受到性平教育洗禮的年輕人，就像是天然獨（台獨），對於性別的多樣與複雜特質，都有了基本的認識。二、二十年前都還有同性戀者以為自己是世界中唯一的一個，在出櫃風險過於巨大的情況下，異性戀者也不容易親身認識同性戀者。但隨著部分校園、職場的趨於友善，有越來越多的同性戀者敢於向身邊的朋友出櫃。有了同志朋友，發現也沒什麼恐怖啊，異性戀者於是願意站在同志朋友的身邊。三、自護家盟以降的保守宗教團體，全面性地從立法遊說、著書立說、街頭抗議、校園宣講，全力向同性戀宣戰。雖然喜歡把「我有同性戀朋友」、「我尊重同性戀」當作口頭禪，但是卻又使用各種誤讀、栽贓、臆測的手法，汙名同性戀。護家盟的行為帶來兩極的反應，一方面集結了更多保守家長來反對同婚與性平教育，一方面其打壓同性戀的行為，同時激起更多本來覺得事不關己的異性戀者，挺身而出捍衛同性戀者的基本人權。

即使已經進入二十一世紀，仍然有人認為男女天生有別，應該各司其職合作無間，也無法接受中學教材中「性別光譜」所提出的性別連續體的概念。追根究底，性別光譜其實根本不夠激進，反而過於簡化了人的性別。人有天生的身體（有男有女有雙性人）、喜不喜歡自己的身體（跨性別）、性傾向（喜歡同性或異性）、性別特質（陰柔還是陽剛、照顧或是依賴，或同時都是）、性別認同（認為自己是男生或女生）。這些不同的身體、特質與認同的交叉排列組合，超過千百種，遠遠超乎我們的認識與命名。於是，世界上有會長鬍鬚的女人（光從外表看，是男是女？或者這重要嗎？）、有生理女性在春夢裡自己的身體有陰莖、有生理男性是以女性的心理認同去慾望另一位生理女性（這是女女戀嗎？）。人間本來就是如此多彩，《讓傷痕說話》裡面描述的人物，如果讀起來很「離奇」，其實只是我們自己見過的世面還不夠多而已。

在當前社會大眾還不能忍受「差異」的情形下，ＬＧＢＴＩ與其親友大都有難言之隱，精神科醫師因其專業，因而得以進入、理解他們的世界。志雲作為精神科醫師，對LGBTI個案而言，就成為洶湧險惡大海中的浮板。而志雲也真像是住在海邊，管很大，讓人佩服。醫學與心理的專業知識只是最基礎，還需要熟悉各種求助者生活世界裡的地方知識。他不只要讀得懂一九八〇年代《世界電影》的筆友廣告、知道一九九七年常德街事件的來龍去脈，認識日本漫畫《瑪莉亞狂熱》裡的角色「衹堂鞠也」，也能一眼看出BDSM的道具：口球，才能敞開個案的心房，幫助個案與親友對抗其所處的不友善環境。

《讓傷痕說話》書中的主角除了同志與跨性別議題之外，還有愛滋、BDSM、智能障礙、吸毒、割腕（別忘了，這裡是精神科門診）。閱讀的過程有如搭乘雲霄飛車，驚險而刺激。但仔細想，這些人為何要到精神科就診，大部分其實正是出自於社會對他們的誤解與歧視，為他們造就了一個充滿敵意、難以生存的環境。

我們聽聞了太多異性戀中的性暴力、外遇、情殺，但是社會大眾不會因此懷疑異性戀本身。然而同樣的事件發生在同性戀身上的話，大眾就質疑同性戀存在的本質。結果，同性戀在成長過程中，在剛意識到自己和多數人不一樣的時候，就會從媒體、從眾人異樣的眼光中，察覺到敵意與否定。什麼事情都沒做，就已經要為自己性傾向感到羞恥。反同（婚）與反性平教育的公投，沒說出來的暗語，其實是：你不配（與異性戀平起平坐）。這樣的心態，只會把更多的ＬＧＢＴＩ與其親友推向精神科的門診。

我們的人生經歷都極為有限，難以一窺世界之堂奧。藉由精神科專業的特殊位置，《讓傷痕說話》擴展了我們對於世間冷暖的體驗。志雲的文筆驚人地好，透過文字把診間的互動化為生動的舞台，讀者彷彿身歷其境。一面讀一面急於知道故事的進展，也同時享受描述這個故事的生花妙筆。苦難的人生在他幽默的筆鋒下，讓讀者也能產生同理的理解，進而探問產生這些現象背後的根源。

歡迎大家以平常心進入這個花花世界，也以平常心欣賞他人實踐的自我。這個世界之所以有趣，正在於別人與自己不一樣。

推薦文

我們一起來出櫃

政治大學台灣文學研究所教授
陳芳明

這是一位精神科醫師所寫的同志諮詢門診故事，讓我們更加貼近同志的內在心靈與外在生活。身為一位醫師，作者總是以同理心展開極為私密的對話。書中所講的許多故事，似乎在什麼時候、什麼地方，在我們身邊發生。只是因為工作的緣故，精神科醫師可以在對話中讓同志打開心扉，說出許多不為人知的祕密。

在閱讀之際，可以看到許多家庭演出的各種情節故事，也可以窺見所有的同志情侶就像天下所有的情人那樣。相同的情節、相同的祕密，都在尋常的生活中冒出。這本書所記錄的私密故事，很有可能發生在許多家庭裡。那樣的故事往往被視為一種禁忌，或是一種冒犯。只要不說出口，每天的生活就可以繼續下去。

同志說出自己的性別取向，被形容為「出櫃」。所謂櫃子，其實是隱藏許多私密的故事，也隱藏太多的個人情感與信仰。生而為人，就注定要接受各種價值的審判與批判。即使不是同志，一個基督徒或一個佛教徒，在思想行為上往往也遭到自己所信仰的教義所綁架。只要信仰越純粹，對上面的神越忠誠，自然而然也在自己的心靈套上一個面具。其實那也是一種櫃子，只是選擇關在裡面或打開走出而已。

即使不屬於宗教，某些思想觀念例如東方的儒教傳統，也同樣充滿了太封閉的性別政治。西蒙波娃說，沒有人生下來就是女人，而是慢慢長成女人。這已經是性別研究的至理名言，幾乎可以概括東方與西方的性別態度。一個女人之所以被稱為第二性，便是在文化感染過程中、在教育體制養成中，逐漸薰陶女人應該陰柔，而男人應該陽剛。這種二分法相當精確點出，無論東方社會或西方社會，到處都充斥了各種偏見與歧視。

不要說基督徒或佛教徒是被養成出來的，即使是最單純的父母，在耳濡目染中也漸漸接受各種偏頗的價值判斷。異性戀的父母，也毫不例外被驅趕到特定的櫃子裡。他們深深相信，異性戀才是正常，同性戀才是反常。這樣的父母從未打開自己的心扉，去觀察自己的孩子為什麼是同志。他們寧可關在既定的櫃子裡，用他們的信仰、他們的偏見來看待自己的孩子。

我在台灣文學史的課堂裡，每年都會觸及一九八〇年代的同志文學。於我而言，那是台灣文學非常精彩的部分。有時在課堂後，有個別的學生會好奇提問，為什麼對同志文學看得特別高。我的回答是，所有創造出來的文學，都值得我們尊敬。因為這些作家帶著我們，去看見生命裡所看不見的世界。文學力量的偉大與迷人，恰恰就在這個地方彰顯出來。在文學裡看見他們的生活，才能更加體會台灣社會是多麼精彩。

有些懷抱基督教信仰的學生常常會當面質疑我，為什麼可以接受這樣的文學，因為在聖經裡，同性戀是受到上帝的譴責。我回答他，如果你打開中國近代史，就會發現儒家思想的信徒也同樣在譴責基督教。今天在東方已經被接受的天主教或基督教，其實是經過多少漫長而曲折的排斥與驅趕。畢竟地球上的各種人類，都活在不同的櫃子裡，而且都認為自己的世界、自己的歷史才是正確的。十九世紀傳教士到達中國、韓國、日本，甚至台灣，是遭到多少羞辱與撻伐。日本幕府的武士燒毀許多教堂，也謀殺許多傳教士，但是基督教終於在這些儒教國家慢慢奠定他們的基礎。

宗教信仰尚且如此，何況是性別信仰。在東亞儒教國家對同志族群的汙名與排斥，往往是過度相信「君君、臣臣、父父、子子」的尊卑秩序，甚至也相信「不孝有三，無後為大」。同志族群的浮現，恰好對這樣的序階關係構成強烈挑戰。在這樣碩大無朋的傳統陰影下，許多同志就變成了這種意識型態的祭品。

所有的宗教應該都是帶來救贖，而不是假借上面神的名義來審判世人。每個宗教背後都帶著血跡斑斑的記憶，無論是被排斥或甚至被屠殺，早期傳教的工作者已經為後來的信仰者付出慘痛代價。如果是一位虔誠的信徒，就應該非常明白自己所信仰的神，在地球上也曾經遭到汙衊與汙名化。一旦所有的偏見與成見退潮之後，真實的價值才顯露出來。所有的宗教信仰應該都是開放的，而不是把自己關閉起來去審判這個世界。

徐志雲在字裡行間，總是以同理心去了解來尋求諮詢的同志心情。他有一個博大的胸懷，可以容納各種無法想像的故事。他從不預設立場，也不給予一個預設的答案，而是靜靜聆聽，在恰當時刻終於伸以援手。我們這個社會正好需要這樣的同理心，讓自己的胸襟永遠保持開放。只有開放，才能包容一切。每翻過一頁，就有一個訝異的故事出現。每個故事的終結，他總是給我們一個開放的答案。

徐志雲的《讓傷痕說話》，寫出了許多被遮蔽的故事。身為精神科醫師，長期在門診中接觸那麼多同志，自然而然也聽到了許多故事。他一定聆聽了許多離奇的情節，而且也目睹太多走不出來的同志與他們的父母。

這本書的每個故事都非常精彩，甚至某些情節也令人難以置信。身為門診醫師，作者徐志雲也是一位對著父母出櫃的同志。這篇文章放在書的最後，不免使讀者發出驚嘆。長期從事諮詢的工作，自己可能也需要被諮詢。他非常幸運，自己的兄姊們都能夠理解他的性別傾向。他忍到最後一刻，終於向自己的父母告白。如果不說出來，每一天都可能潛藏著驚天動地的時刻。當他出櫃，他的父母也跟著出櫃。他走出自己的祕密，父母也跟著走出既定的偏見。

這本書的最後，徐志雲還特別附上〈那些同志親友的考古題〉，以問答的方式提供精確的見解。徐志雲的文字相當活潑，往往在不經意之間把讀者帶進一定的情境。

每一種宗教信仰都帶著各自特色的偏見，而這樣的偏見往往使人自以為是。這本書其實有一個潛台詞，那就是「放下」。讓我們放下封閉的信仰，放下既定的偏見，放下各種道德審判，勇敢面對這精彩、開放而多元的社會。因為放下，就不會再有心理負擔。只要放下，我們一起來出櫃。

推薦文

現代社會所監控的同性戀

《同志文學史》作者．政治大學台灣文學研究所副教授
紀大偉

徐志雲醫師青年才俊，卻早就已經在同志運動界耕耘多年，甚至還是在頂尖醫院開設「同志諮詢門診」的先驅者。《讓傷痕說話》就是他在這門診中所見所聞的重整與重述，令人讀來許多感觸。如果我晚生三十年，應該很需要去他妙語如珠的門診求助吧？

徐醫師採取幽默態度（而不是悲情口吻），介入（而不是「冷眼旁觀」、「袖手旁觀」）一個跟台灣社會糾纏已久的沉重課題：「同性戀跟精神醫生的關係」。長久以來，台灣民眾覺得「同性戀就是要看醫生」（言下之意，是要看「精神醫生」，並且「矯正治療」，將之導入「異性戀結婚生育」的常軌）。雖然在台灣解除戒嚴之後的二十世紀末，社會大眾慢慢開始接受同性戀者，醫界內外的開明人士紛紛提倡「同性戀不是病，不需要看醫生」的新觀念，但是這偏偏證明了「同性戀就是要看醫生」這個錯誤舊觀念難以根除

的事實。就是因為民眾堅持認為同性戀是精神病，開明人士才需要一再重複，一再苦口婆心勸阻民眾不要誤信假科學。

時至二〇一八年，排斥同性戀人權的各種公投行動以及保守團體文宣，還是在渲染同性戀是精神病的謊言，希望藉著這種話術來讓民眾厭惡同性戀者（這種做法，同時打壓了同性戀者和精神病友——難道精神病友不管是不是同志，就一定要被社會趕盡殺絕不可？）。

身為一個台灣文史工作者，我對於「同性戀就要看醫生」這個謬論的感情很複雜。很多人選擇把同性戀在台灣的歷史說得太長，說「千百年前台灣的先民就已經懂得享受生物本能，摸索出同性戀的快樂」。這種將同性戀放入歷史長河的說法，在各國都很常見。但是，這種把同性戀講成千百年來既有事實的說法，雖然看似對同志人口友善，卻沒有畫到重點，沒有考量到「現代社會施加的種種壓力」：在千百年前的台灣當同性戀，跟在台灣現代社會當同性戀，當然是兩回事。在一千年前台灣土地上的同性戀者，不論膚色，不論性別，都不必擔心被剝奪工作權、教育權（千年前「工作權」、「教育權」這種觀念並不存在），都不必準備逃到美國尋找同志社群（千年前美國並不存在），都不必擔憂被送去看精神科醫生（千年前現代醫學並不存在，當然精神科醫生也不存在）。

我在《同志文學史》指出，現代台灣人所理解的「同性戀」，其實是一九五〇年代才盛行的概念：「被當成神經病的同性戀」。雖然歐洲人早在十九世紀正式提出「同性戀」的白紙黑字定義，但是歐洲定義並沒有在台灣扎根。一九五〇年代，韓戰之後，南北韓分裂，美國介入台灣海峽，保護國民黨政府。美國在冷戰期間一再強調「同性戀就是要看精神科醫生」，藉此「抹黑同性戀」；台灣一九五〇年代的中文報紙，頻繁向民眾宣導這種美國說詞。從一九五〇年代起，台灣民眾已經習慣將同性戀定義成一種「跟精神疾病難分難捨」的現象（並且因此應該被政府、警察、醫院等等勢力控管）。

直到今日，我們還沒有擺脫這種定義同性戀的方式：種種握有控制民眾能力的人士仍然覺得同志不夠正常、低人一等、應該接受差別待遇。就算同性戀已經正式與精神疾病切割，台灣有權人士仍然用「同性戀就是『不正常』」的既有心態來對待同志。

有些乍看中立客觀的發問，例如「同性戀是怎麼造成的？」、「同性戀是天生的還是後天的？」等等，其實都還是預設同性戀是病，而且是怪病。我們應該練習質問：「社會為什麼苛待同性戀？」而不再繼續問：「同性戀幹嘛給社會找麻煩？」

有病的一方，是社會，而不是同性戀者。

推薦文

以診間稜鏡，折射出璀璨之光

詩人
羅毓嘉

彩虹的顏色是六色，或者七色，其實並不是最重要的問題。光譜裡頭的顏色，是人類為了指物命名而為的定義。其中有多少的細微分別，是不能以語言所盡述的？志雲這本書，以精神科的診間為稜鏡，讓「同志」——更精準地來說，各種性與性別的少數——穿透過去，折射出哀豔而璀璨的光芒。

作為少數，在志雲筆下現身出櫃的一個個飄搖的身影，人生在世自然不會是輕鬆的，然而也唯有如此，才能了解、同理那各色故事、各樣人生。志雲的這本書帶領每一個讀者進出親密關係、家庭倫理、世代與宗教的差異，性別豈只是一個冰冷的詞彙而已，如何愛自己，愛你的家人、你的友朋與伴侶，才是每一個人在人生道途上終極的修煉。而首先承認自己的不完整、脆弱，與憂懼——溫柔地聆聽，將為我們打開每一扇櫃子的門扉，讓光照亮每個角落。祝福這本書。

推薦文

學會勇敢，面對彩虹人生

台灣性別平等教育協會創會理事長、現任監事
蘇芊玲

每個人都有獨特的生命故事，但許多人的難以言說。好不容易說出口，還不一定有人聽得懂。

這是一本關於說故事和聽得懂故事的書。說故事的是世代與面貌各異的同志，扮裝者、變性者、身心障礙者、HIV感染者、BDSM愛好者、親密關係暴力者、自殘者、藥物成癮者……以及他／她們的重要他人。

聽故事的徐志雲醫師，不僅聽懂他／她們纏繞著性別身分的種種跌宕起伏，也協助他／她們找到力量和可能性。

我們不是徐醫師，沒有他深厚的醫療背景和診間經驗，但我們一定可以從他的聽懂與看見之中，得到許多關於溝通與關係的啟發；也學習到以幽默、自在，還有勇敢，去

面對自己的以及周遭的彩虹人生。

透過說故事與聽故事，徐醫師對台灣同志環境和性平教育的情深意切，躍然紙上，從頭到尾。

我們都需要看見

《日常對話》導演、《我和我的T媽媽》作者
黃惠偵

警語：本書不是一本溫馨的門診故事集，根本就是同志家庭版的《你的孩子不是你的孩子》，只是在徐醫師筆下的故事沒有一絲科幻色調，更像是實況轉播一般，讓人透過他的文字，直擊一場又一場家庭自由搏擊賽中的拳拳到肉，甚至是刀光劍影，修飾不了的斑斑血跡與淚痕。

為什麼要推薦大家來閱讀這些傷痕故事，觀看他人之痛苦？我想原因很簡單。當這位人在現場的精神科醫師，以一種無比溫柔的方式，轉播著人們的遍體鱗傷，不論是站在場邊或是同在場內的我們，都再沒有任何藉口不去看清那些傷痕的來由。我們都需要看見，並且學習不再讓彼此身上帶著傷。

推薦文

包容與尊重不同的生命狀態

台大醫院精神醫學部主任
黃宗正

徐志雲醫師是台大精神醫學部優秀的兼任主治醫師，在住院醫師訓練期間就表現出一貫謙和、積極、負責的態度。訓練結束後，在本部開設全台第一個精神科的同志諮詢門診，延續他過去對於同志諮詢的義務工作。這次更進一步撰寫《讓傷痕說話》這本精彩好書，提供社會廣大民眾對性別平權議題有更深入了解的機會。

對我而言，本書最大的啟示是單一價值觀的危險，而這不只針對性別平權的問題，其實日常生活中，早就有許多類似現象一再被提出來討論。比如父母的單一價值觀，認為一定要有好成績，傷害了許多孩子的自尊，甚至以死抗拒。歷史上希特勒的極端單一價值觀，造成了將近六百萬猶太人的死亡，血淚斑斑。其實，即使是所謂「一般正常人」中，各種現象（身高、體重、智力、血球數量等）也常是以正常曲線分布，從零到一百都有，所謂的「正常」區分點是人為的，並非普世皆準。如果切在二十五以上是正常，就有二十五%的人變成「不正常」，如果切在四十以上是「正常」，就有四十%的人變成「不正常」，有誰能說這樣的區分是對的呢？

性別認同與取向也是如此。臨床上的確有天生就喜歡同性、生理性別與心理性別認同不一致的案例，他們不是故意要與社會大部分人唱反調。精神科的領域常見的思覺失調症與自閉症個案，許多都是先天生理因素使然，我們整個社會還是盡量想辦法包容他們，接納他們，因為他們是我們的孩子。了解天文物理的人都知道，人類的視覺只能看到有色光，人耳能感受到的振動頻率範圍約為二十至兩萬赫茲，這範圍以外的音頻聽不到。若就能夠看到、聽到完整光譜音譜的「外星人」而言，人類等於是自閉症的患者。重要的不是去區別那麼多所謂「不正常」的人，而是去理解生命狀態的多元差異，並包容、尊重及協助，這才是理想社會應該要努力的方向。

對於一般不了解性別認同和性別取向議題的人，這本書會是很好的入門，因為書中除了介紹各種代表性案例外，還介紹相關觀念以及特殊名詞，比如：T、婆、兔子、BDSM、櫃父母、手天使等。作者文筆生動俏妙，恍如將診察室的現場帶到讀者面前，除了讓我們了解在人間有各式各樣的不同生命狀態存在以外，也增加我們對這些人生活方式與困境的了解。我非常樂意向大家推薦此書。

推薦文

為什麼這個社會需要出櫃？

立法委員
許毓仁

接觸婚姻平權議題開始，因為對許多不實且針對同志族群的謠言感到生氣與不捨，讓我被媒體封為「新戰神」。同時也因為這個緣故，有越來越多的同志朋友們來向我訴說他們自己的故事，讓我開始重新思考：「為什麼這個社會需要出櫃？」

從成立大哉問（The Big Question Conference），到後來的 TEDxTaipei，甚至是後來站在立法院的質詢台上面，「問一個最有價值的問題」一直是我的中心思想。

而「出櫃」這個行為，不正是因為我們這個社會給同志太多的框架限制，讓他們無法好好做自己、選擇自己喜歡的對象嗎？如果我們每個人都可以尊重他人的喜好、每位父母都自然接受孩子的性傾向，抑或是在職場上不再以性傾向作為評估他人品德的標準，我們還有必要進行「出櫃」的動作嗎？

法律的修訂可以保障有形的權益，但歧視卻是無形的。這些根深蒂固在我們腦海裡的偏見與歧視，需要被再教育。這本書教導了「櫃外」的人去了解那些身邊久久不敢出櫃的人，也讓躲在櫃子深處的朋友們了解到，在這個巨大的宇宙裡，你並不是孤單一人。

願我們有一天不用因為性傾向而被同學霸凌；不用因為性傾向而被公司開除；也不用因為性傾向而被家庭放逐。

願我們有一天都不需要向這個社會出櫃。

陳珊妮
歌手

大部分的人都會因為「不一樣」而慌張。

那是當年剛開始做音樂的我，每天都必須面對的課題。做著和別人不一樣的音樂，另類在當時還是嶄新的字眼，微微透露著排擠和貶意；穿著唱片公司默許，但是跟誰都不搭的衣服，從來搞不懂主流的定義的審美。想聊音樂想聊女性意識，想聊觀點獨特的有趣話題，更加感受到自己被迴避和排擠著。我才驚覺原來一點點「不一樣」，在一般人的日常，竟然是如此劇烈的尷尬與衝擊。

現在的我對於人生，能有那麼一點點的確定，也是當年花了好一段時間，才找到與自己的相處方式——單純地接受自己。接受自己的長相，接受自己的身材，接受自己的才能有極限，然後你會開始接受這個世界上，竟然那麼多從來不了解的事物。

無需給予評價、說上好壞，不過就是在心底挪出一個小小的位置，讓一些東西就那樣存在著。然而最簡單的接納，讓我聽見這世界上更美的聲音，被幾件衣服幸福擁抱過，也認識了台灣同志諮詢熱線協會。

我很慶幸這些年來，找到一個視野獨特的位置，在最靠近大多數人法則的地方，看見那些不一樣的選擇。這讓我有能力突破線性邏輯，有勇氣選擇人生的方向，提醒更多人以自身擁有的權利規劃未來，期許我們都能更有把握地做自己喜歡的事，愛自己喜歡的人。

每次修法的鬆動，每次心情的碰撞，其實每個人都在不停詮釋著所謂的完美自由，然而這樣的自由必須伴隨著責任，伴隨著體諒關於身分認同的追尋，更伴隨著尊重每個人在這個世界所留下的軌跡。

《讓傷痕說話》記錄了那些婉婉地訴說。

我們都在努力著，把家的定義還給每個相愛的人，悉心拿捏著關於制度與愛的寬容度。我只想告訴你們，我覺得這個世界，因為同志，因為那些與我不一樣的人，變得更美好了。

推薦文

驚濤駭浪的真實人生

電影導演 周美玲

人性曖昧，人生好難。最黑暗的心思，只能在精神科醫師的診間，偷偷洩露出一道小小的線索——那線索，可能是一道手腕上的刀疤；可能是手機裡的一條祕密簡訊；可能是一閃而過的哀怨眼神……

然而，這些小小線索所揭開的真實故事，卻是如此驚心動魄、動人至深。即使志雲醫師已經用他的專業態度、冷靜口吻、客觀描述、輕描淡寫地娓娓道來，我們也不難讀出門診當中的驚濤駭浪。這些門診個案，不只戲劇張力十足，更具有發人深省的強勁力道。而這些故事，都是真實的人生。

謝謝志雲醫師帶著強大的同理心，去理解所有身陷困局的人們；也謝謝他以慈悲的胸懷，把這些血淋淋的現實，平靜地述說給更多人體會，撐大更多同理的空間。希望這些尊重、這些努力、這些諒解、這些愛，都能幫助台灣成為一個更有同理心的淨土。

直視傷痕，一路並肩走過

婚姻平權大平台總召集人
呂欣潔

這本書用溫暖但堅定的筆觸，描繪出真實人生的樣貌，盼更多的人能看見我們彼此身上都有相似的傷痕，以及傷痕背後的力量。

徐醫師文如其人，知性、清晰、直指人心，且充滿溫度。我與徐醫師相識十五年，一路看著他為同志社群的心理健康與精神醫療投入各種努力，這真的不是一件容易之事。知道他這一路來的辛苦，為的是讓同志社群與他們的家人們，能夠取得更友善、更完整的心理支持與醫療協助，這絕非一朝一夕能完成之事。

每個同志，在成長與認同的過程當中，難免帶著傷痕，要建立足夠的社會支持網絡，我們得直視傷痕，閱讀本書，便是直視的第一步，希望最終大家都能活過傷痕，一路並肩同行。

推薦文

打開眼睛，看見社會的真實

簡單哲學實驗室共同創辦人
朱家安

台灣社會有些人認為同志不正常，這種不友善的氛圍不但讓同志過得更糟，也讓懷疑自己有同性戀傾向的人難以確認、求助、找到同伴。社會不理解同志，這種不理解形成的氛圍讓同志難以理解自己，進而陷入更弱勢處境。

面對這個多元社會的困境，徐志雲醫師分享的各種故事協助所有人打開眼睛，看見社會的真實，也看見我們不能改變、可以改變和應該改變之處。

對於一般人來說，這本書是你理解身邊可能的同志朋友的好機會。對於考慮出櫃的同志和憂心小孩性傾向的家長，這本書讓你知道你可能有哪些未來。書末整理的性別知識QA，則為上述議題帶來了相關的科學意見，讓我們可以在同一個事實基礎上討論。

推薦文

每個生命都該被好好擁抱

立法委員
尤美女

民間團體最近公布的調查顯示，約五成的青年在成長過程中曾因性傾向或性別特質而遭到歧視；學者研究亦發現有近六成的同志在兒童及青少年時期曾遭受霸凌。

帶著這些歧視與霸凌的傷痕，有些人幸運地長大，有些人卻永遠停留在十五歲。或許在社會生存的本質使我們覺得困難，也許我們無法免除於世界的傷害，但我們仍要相信自己值得被愛，正如徐醫師遇見的彩虹人生，每一個生命都應該被好好擁抱、善待。

讓傷痕說話

一位精神科醫師遇見的那些彩虹人生

作者 / 徐志雲

主編 / 林孜懃
特約校對 / 金文蕙
美術設計 / 羅心梅
內頁繪圖 / 林一先
行銷企劃 / 盧珮如
出版一部總編輯暨總監 / 王明雪

發行人 / 王榮文
出版發行 / 遠流出版事業股份有限公司
地址 / 104005 台北市中山北路一段 11 號 13 樓
電話 / (02) 2571-0297
傳真 / (02) 2571-0197
郵撥 / 0189456-1

著作權顧問 / 蕭雄淋律師
輸出印刷 / 中原造像股份有限公司
2018 年 10 月 1 日 初版一刷
2022 年 5 月 10 日 初版六刷
定價 / 新台幣 300 元 (缺頁或破損的書，請寄回更換)

ISBN 978-957-32-8370-6
YLib 遠流博識網
http://www.ylib.com E-mail:ylib@ylib.com

國家圖書館出版品預行編目 (CIP) 資料

讓傷痕說話：一位精神科醫師遇見的那些彩虹人生 / 徐志雲著. -- 初版. -- 台北市 : 遠流，2018.10

面；　公分

ISBN 978-957-32-8370-6（平裝）

1. 精神醫學 2. 文集

415.9507　　107015707